名中医胡陵静临证实录

胡陵静 ◎ 主编

重庆出版集团 重庆出版社

图书在版编目(CIP)数据

名中医胡陵静临证实录 / 胡陵静主编. —重庆:重庆出版社,2024.3

ISBN 978-7-229-18519-0

Ⅰ.①名… Ⅱ.①胡… Ⅲ.①肿瘤—中医临床—经验—中国—现代 Ⅳ.①R273

中国国家版本馆CIP数据核字(2024)第064015号

名中医胡陵静临证实录
MING ZHONGYI HU LINGJING LINZHENG SHILU
胡陵静 主编

责任编辑:陈 冲
责任校对:刘小燕
装帧设计:鹤鸟设计

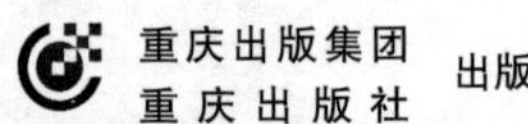

出版

重庆市南岸区南滨路162号1幢 邮政编码:400061 http://www.cqph.com
重庆市国丰印务有限责任公司印刷
重庆出版集团图书发行有限公司发行
全国新华书店经销

开本:889mm×1194mm 1/32 印张:9.75 字数:280千
2024年3月第1版 2024年3月第1次印刷
ISBN 978-7-229-18519-0
定价:59.00元

如有印装质量问题,请向本集团图书发行有限公司调换:023-61520678

《名中医胡陵静临证实录》
编委会

主　　编　胡陵静

常务副主编　苏　立　陈皎皎　郭婷婷

副 主 编　白　平　胡成琳　张国铎

　　　　　　何　苗　刘　楠

主　　审　张洪雷

编　　委（以姓氏笔画为序）

左　畅　叶海英　刘向余　刘妹芹　冯　飞

何群琼　李逸蓝　李　航　李后地　李　炯

张琦傲　陈益周　罗　颖　杨　丽　杨　梅

周　燕　段　彤　曾玲玉　程　思　彭　爽

彭　杰　韩章敏　廖姗姗

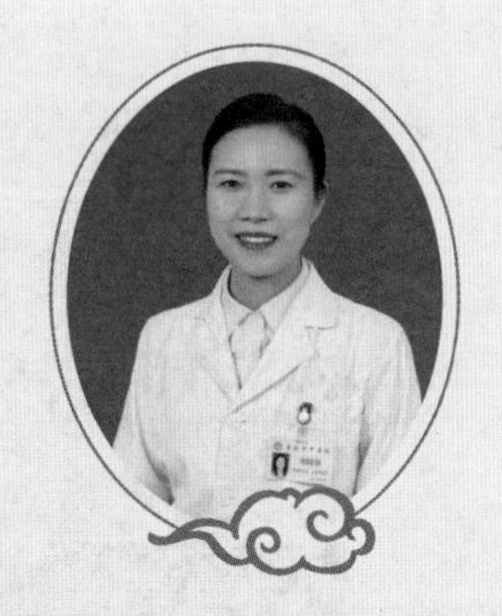

胡陵静（1964—　），重庆市中医院肿瘤血液病科主任，主任中医师，二级教授，硕士生导师，重庆市名中医，全国第七批老中医药专家学术经验传承指导老师，重庆市名老中医传承工作室导师，重庆市第二届“优秀青年中医”，重庆市健康科普专家库专家。现任中华中医药学会肿瘤专委会常务委员，重庆市中医药学会第五届理事会常务理事，重庆市中医药学会肿瘤专委会主任委员，重庆市养生保健学会副会长，重庆市养生保健学会肿瘤康复研究专委会主任委员，重庆市抗癌协会第七届常务理事。1987年毕业于成都中医药学院，从事科研、教学和临床工作三十余载，拜多位中医知名专家为师，具有扎实的中医理论功底和独特的中医临床思维能力。在学术和临床上，继承古训，勇于创新，推崇经方，不薄实方，每以奇方起大症，愈沉疴；坚持中西并重，取长补短，融古冶今，辨病辨证，学验宏丰。能熟练掌握中西医基础理论及本专业学科前沿动态，擅长应用中西医两法诊治常见病、多发病、疑难杂症及良恶性肿瘤。通过多年的临床实践，博采众长，不断探索，首次提出“癌痛四联梯级疗法”中医综合外治癌性疼痛的诊治思路，针对肿瘤研发专科专病特色中药制剂5种。培养国家级、市级和院级学术继承人20余名，培养硕士研究生16名，主持（参）科研课题16项，获科技成果二等奖2项、三等奖4项，发表学术论文70余篇，出版学术著作8部。

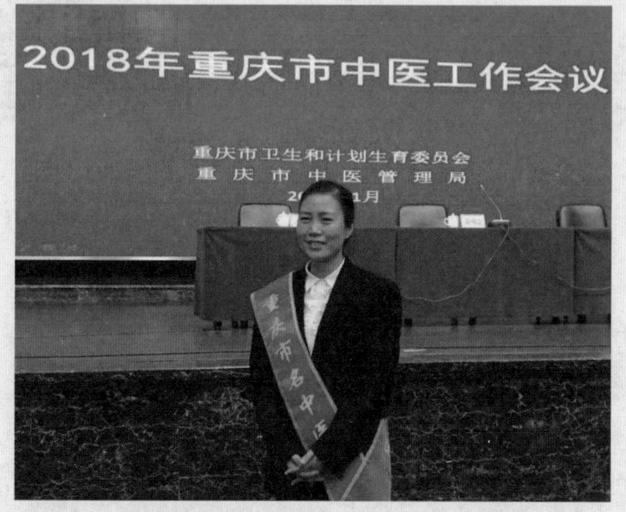

胡陵静被评为第四批重庆市市级名中医

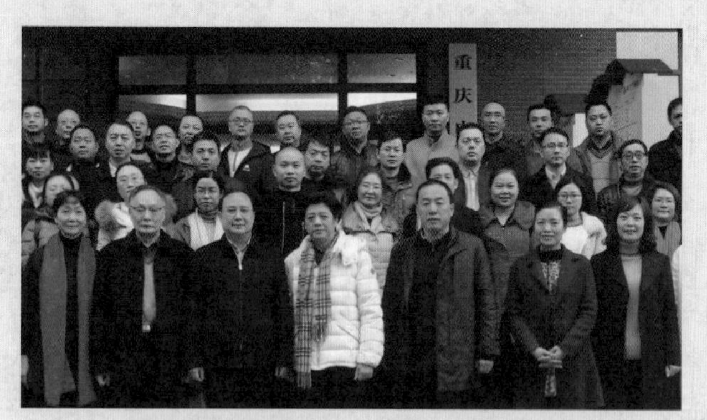

胡陵静 2019 年参加重庆市中医药学会肿瘤专委会学术年会

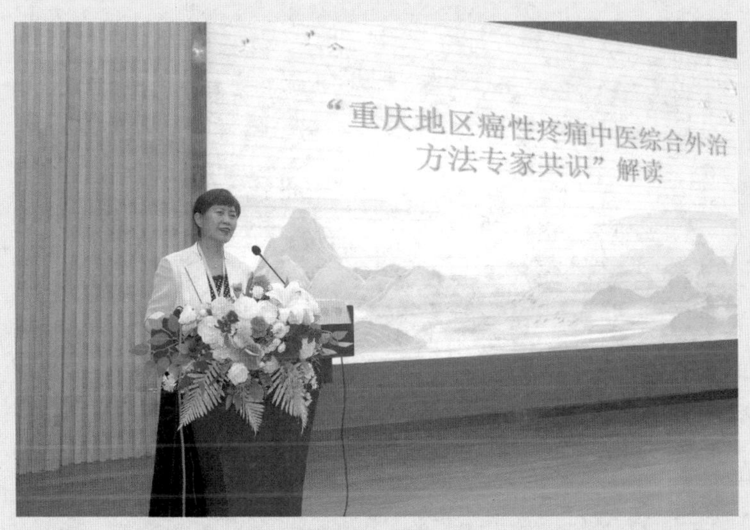

胡陵静在“重庆地区癌性疼痛中医综合外治方法专家共识”解读会上发言

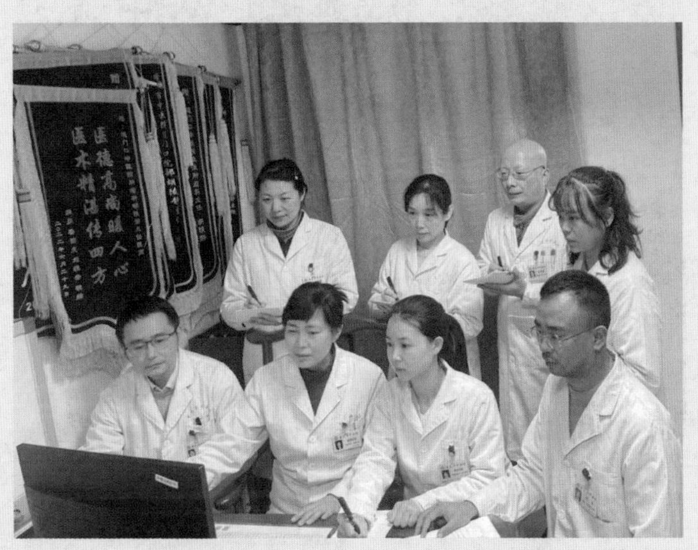

胡陵静与传承工作室的成员在一起讨论学习

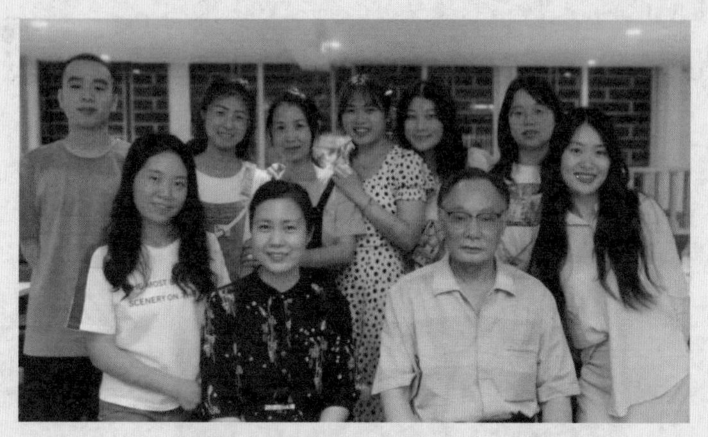

胡陵静与李配富教授和学生们在一起

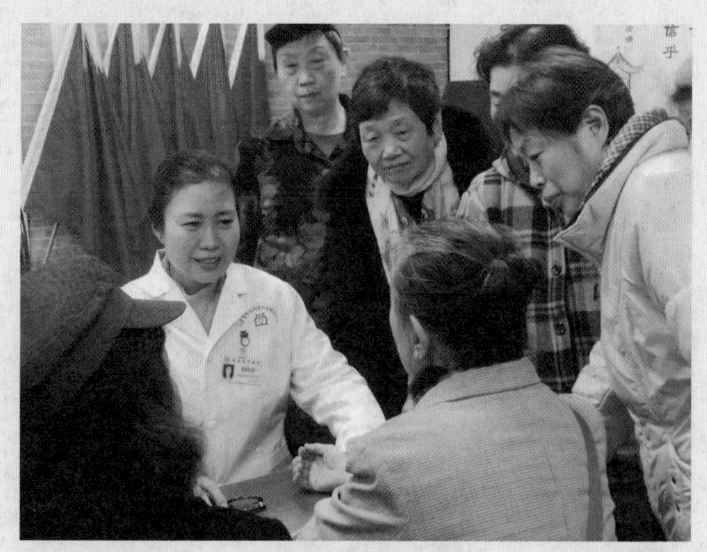

胡陵静参加社区义诊

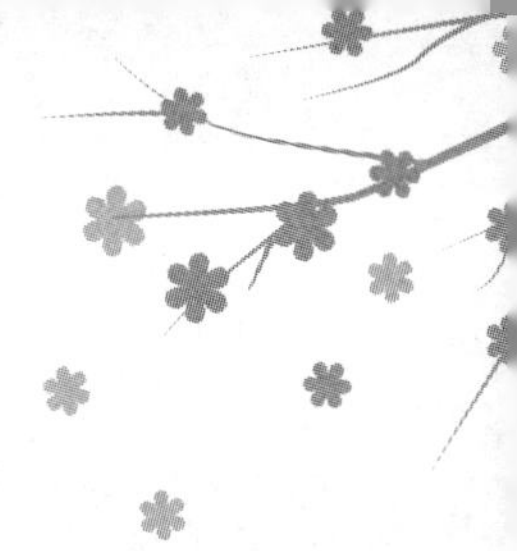

内容提要

本书是对重庆市名中医胡陵静主任医师的学术思想和临床经验的总结。胡陵静从事中医临床医疗、科研、教学三十余年。在从医的征程中，她拜师名家，博采众长，勤读医论，精思学用，继承创新，中西医并重。本书由胡陵静传承工作室全体成员共同编撰，以肿瘤疾病及相关并发症的特色治疗为主线，将胡陵静医论、医著、医案及学术传承的学术经验，进行认真收集、归纳、整理而成。

全书充分展现了胡陵静治疗肿瘤疾病及相关并发症的丰富临床经验，体现了她在疾病诊治中的临证思路、立法选方和用药规律，以及对疑难重疾的独到见解。书中详细地阐述了胡陵静辨证抗癌、内外兼治、固护脾胃等学术思想，以及其诊治肿瘤疾病的临床心得，对广大中医、中西医结合工作者及爱好者，尤其是中医肿瘤医师，具有较高的临证参考及学术价值。

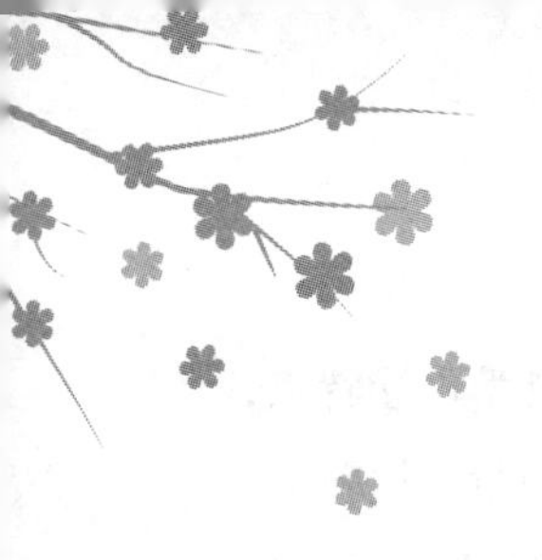

前言

中医学源远流长，博大精深，各家学说云次鳞集，各类著述汗牛充栋。千百年来，中医为维护人类的健康做出了巨大贡献。即使在现代科学发达的今天，传统中医仍然如璀璨的明珠光耀医林，同时也迎来了百花竞放的春天。为了继承和发扬祖国医学的精髓和特色，更好地弘扬中医学，我们坚持“继承不离古，创新不离宗”的原则，汇集了胡陵静部分宝贵的学术思想和丰富的临床经验，以示读者。

胡陵静出身在世医家庭，从小立志学医，勤奋好学，1982年进入全国中医五大名校之一的成都中医学院学习，毕业后进入重庆市中医院工作，从医36年，先后于重庆市肿瘤医院、广州中医药大学第一附属医院、上海中医药大学附属龙华医院进修学习，参加全国第三批老中医药专家学术经验师承学习，师从国医大师刘嘉湘教授和重庆市名中医李配富教授，深得恩师学术思想和临床经验倾囊相授。胡陵静博览群书，不断学习及研究《内经》《伤寒杂病论》《神农本草经》《金匮要略》《温病条辨》《景岳全书》《千金要方》《脾胃论》等中医经典及各家学术流派思想，并在实践中不断尝试着验证古代医家的学说，为日后从脾胃论治肿瘤相关疾病做出了铺垫，对中医疾病发生的病因病机及病程改变形成了独特的见解，构建出自身独特的中医思维。

胡陵静在临床上坚持中医理论的思维方式和科学内涵特点，将现代相关科研成果融于一体，继承创新中医药，见解独特；坚持中西医并重，取长补短，擅长应用中西医两法结合诊治常见病、多发病、疑难杂症、良恶性肿瘤乃至危重抢救疾病。在临床、教学、科研的百忙中，她还出版了《新型冠状病毒肺炎中药防治手册》《中医禁忌学》《常见肿瘤中医诊疗精要》《中西医结合脾胃病手册》《现代大肠癌诊断与治疗》《中医继承创新心悟》等著作。

通过多年的学习积累，总结名老中医经验，胡陵静逐渐形成了自己的治疗特色以及辨证抗癌、内外兼治、固护脾胃的学术思想。

本书依托重庆市名老中医传承工作室，以胡陵静公开发表的部分学术文章以及弟子陈皎皎、郭婷婷、白平、杨丽等师承学习中记录的医案、撰写的学习心得为蓝本，整理、编撰了胡陵静的医论医著 14 篇、临证医案 32 篇、学术传承 22 篇。本书在重庆市中医院各级领导和科教处等负责人的大力支持下，经过编委的不懈努力，终于顺利付之梨枣，值此一并表示衷心的感谢！

由于编写时间仓促，编者学术水平有限，书中难免有疏漏之处，恳请广大读者朋友批评指正，以便进一步修订完善。

编者

2023 年 7 月 2 日

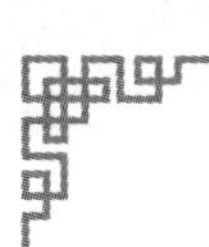

目 录

前 言

医事传略

学术渊源 …… 3
从医概述 …… 16

医论医著

中医辨证治疗肿瘤放化疗毒副反应的临床观察 …… 31
《金匮要略》方剂学术思想刍议 …… 34
抗癌中药的临床运用和现代研究 …… 38
真武汤的临床妙用 …… 41
中医因时因地因人治则管窥 …… 43
应用活血化瘀十二法治疗肿瘤 …… 46
温胆汤治疗急症三则 …… 50
自拟益脑通颗粒剂治疗老年期痴呆 40 例 …… 53
不同形态饲料对慢性胃炎模型大鼠胃黏膜修复及胃组织结构的影响 …… 57
温中健脾法对慢性胃炎胃黏膜修复作用临床观察 …… 61
中医辨证治疗癌性腹泻体会 …… 66
放射性肺炎中医分期辨证论治 …… 70
肺癌禁忌 …… 75
中医外治四联梯级疗法治疗癌性疼痛的探讨与应用 …… 84

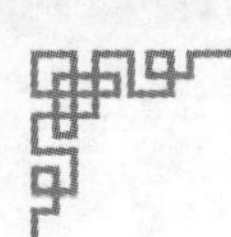

医案赏析

肺癌医案一……95
肺癌医案二……98
肺癌医案三……101
食管癌医案……104
结肠癌医案一……106
结肠癌医案二……108
结肠癌病案三……111
结肠癌医案四……113
胰腺癌医案一……116
胰腺癌医案二……118
肝癌医案……121
壶腹部腺癌医案……123
胆囊癌医案……126
阑尾癌医案……129
胃癌医案……132
肾癌医案……135
乳腺癌医案……138
右颌下腺癌医案……142
喉癌医案……145
甲状腺癌医案……148
宫颈癌医案……151
子宫内膜癌医案……154
卵巢癌医案……156
前列腺癌医案……159
膀胱癌医案……162

脑瘤医案 ……165
原发免疫性血小板减少症医案 ……167
白血病医案一 ……169
白血病医案二 ……172
淋巴瘤医案一 ……175
淋巴瘤医案二 ……178
肺淋巴管平滑肌瘤病医案 ……181

学术传承

胡陵静以温阳利水法治疗乳腺癌术后上肢淋巴水肿经验总结 ……187
胡陵静运用益肝汤联合体部伽玛刀治疗原发性肝癌的经验总结 ……193
胡陵静自拟止痛酊联合微波治疗中度癌性疼痛经验总结 ……199
胡陵静以针刺联合改良督灸治疗肺癌化疗后癌因性疲乏经验总结 ……205
胡陵静自拟健脾和胃合剂改善肿瘤患者营养状态经验总结 ……211
胡陵静以培土生金法辨治肺癌经验总结 ……217
胡陵静以益气活血法治疗放射性肺损伤的经验总结 ……221
胡陵静运用中医综合外治法治疗铂类周围神经毒性经验总结 ……227
胡陵静内外疗法综合治疗癌因性疲乏经验 ……232
胡陵静运用益气养阴法辨治癌性发热经验总结 ……236
胡陵静采用中药内服联合中医综合外治法治疗癌性疼痛经验总结 ……241
胡陵静自拟抗瘤方治疗非霍奇金淋巴瘤化疗后经验总结 ……247
胡陵静运用解毒消斑汤治疗肺癌靶向药物相关性皮疹经验总结 ……251
胡陵静辨治中晚期肺癌经验总结 ……255
胡陵静以辛开苦降法治疗消化系统恶性肿瘤经验总结 ……259
胡陵静基于“一气周流”理论论治食管癌经验总结 ……263
胡陵静治疗恶性肿瘤方药经验集萃 ……268
胡陵静论治子宫内膜癌术后尿潴留临床经验总结 ……273
胡陵静从肝胆脾论治胆囊癌经验总结 ……277

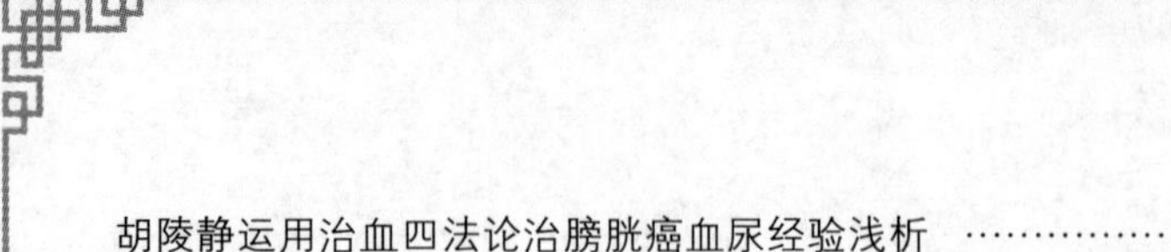

胡陵静运用治血四法论治膀胱癌血尿经验浅析 ……………………282
胡陵静采用中药内服联合外治法防治化疗相关性恶心呕吐经验 ……287
胡陵静自拟抗脑瘤汤治疗脑胶质瘤术后的经验浅析 ………………292

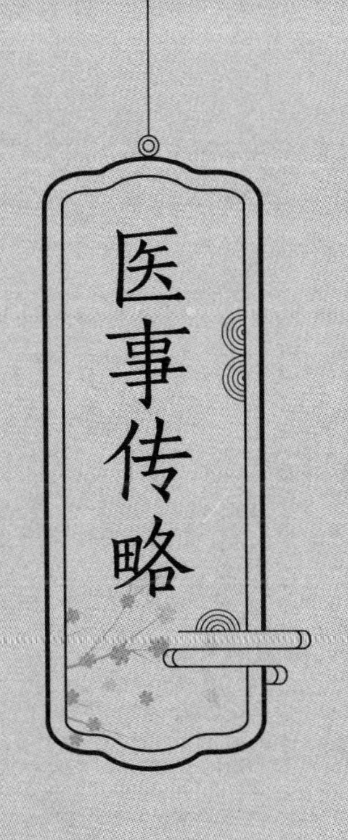

医事传略

学术渊源

一、立志学医，勤奋好学

胡陵静出身于世医家庭，小学时期常随母亲到医院上夜班，从小就目睹父母不辞辛苦地忙于医院诊疗工作。母亲是西医，正积极投身于“西学中”的热潮之中，跟随重庆名医曹仁人、陈镕时学习中医。小小年纪的胡陵静常得知远道而来的患者半夜排队才能挂上老专家的号，也看见老专家诊室挂满了锦旗，心中对医生这个高尚的职业充满着崇拜，从此幼小的心灵埋下了学医的种子。

1982年胡陵静有幸考上了全国中医五大名校之一的成都中医学院医疗系，进入大学后她深深地被学校里浓厚的中医传统文化底蕴和著名医家的丰硕成果所震撼，立志勤奋学习，做一名合格的医生。

自踏入医学殿堂起，胡陵静时刻以严格的标准要求自己，在学业上刻苦求真、脚踏实地。成都中医学院拥有优秀的师资队伍和良好的学术环境，为她提供了更加广阔的学习平台，助力了她的成长、成才之路。在日复一日的学习当中，她越发感受到经典条文的奥秘所在，闲暇之时便捧着中医经典著作《内经》《金匮要略》《伤寒杂病论》《神农本草经》等，反复思考书中的字字句句，从中感悟阴阳五行之变化，探索天、地、人的平衡关系，学习中医理论体系的形成。除此以外，她对《温病条辨》《景岳全书》《千金要方》《三因极一病证方论》《脾胃论》等各家学术流派的经典著作均有涉猎，并在实践中不断尝试着验证古代医家的学说，在这个过程中构建自身独特的中医思维，为日后从脾胃论治肿瘤打下了坚实的基础。另一方面，通过对中医基础理论、中医经典流派学说的系统学习，胡陵静对疾病发生的中医病因病机及病情的复杂多变提出了独特的见解和认识，并在临床实践应用当中充分运用“治病必求于本”的中医理论治病救人，为日后在理论与临床所取得的卓越成就打下了坚实的基础。

二、拜师名家，博采众长

胡陵静踏上医学之路，不知不觉已经三十六年光阴。回望过去，虽求学不易，但幸得名师指点。1987 年 7 月，胡陵静从成都中医学院医疗系毕业后，来到重庆市第二中医院（现为重庆市中医院）工作。从学校到工作，从理论到实践，她深感自己学识和临床能力的不足，坚信只有不断地学习中医经典著作，积淀中医理论知识，拜名师，重临床，才能不断提高中医诊疗水平。

1. 拜史方奇为师，勤学经典，指导临床实践

胡陵静虚心好学，勤奋钻研，为提高中医理论知识和诊疗水平，拜师于史方奇老专家（重庆市名中医，全国首批老中医药专家学术经验继承指导老师，享受国务院政府特殊津贴）。史老学识渊博，精通中医理论，又不断汲取现代医学科学知识，融会贯通，对中医的“气化”“气血”理论提出了新的见解和阐述，致力于应用“气化学说”进行冠心病、高血压和糖尿病等疾病的研究。史老还擅长治疗儿科疾病，提出“‘稚阴’‘稚阳’难平衡，

全赖医护调整功”，对小儿腹泻、小儿厌食和小儿疳积等疾病有丰富的经验，强调日常调理。

2. 跟师黄自立，勤读医论，精思学用结合

中医博大精深，典籍浩繁，汗牛充栋，值得中医人毕生学习和研究。胡陵静尤其注重中医经典著作的学习，深知学好经典是学好中医之根本。胡陵静后又师从重庆市名中医、主任中医师黄自立老专家。黄老治学严谨，博览典籍，精通中医理论，擅长治疗内科疑难杂症，医道渊深，用药独到，善用扶阳之法。黄老主编了《中医百家医论荟萃》和《中医古籍医论荟萃》，其中著名医家张锡君为《中医百家医论荟萃》作序，高度评价该书“收罗广博，阐述详明，分类合理，简明实用”，堪称医学之全书，岐黄之捷径。在跟师期间，胡陵静幸得黄老传授，多次参与其著作的校稿和整理。黄老学识渊博，博览典籍，精益求精。他善于古为今用，知常通变，博采众长，知学并用，启迪后学。黄老强调学习中医经典，应明辨医论医理，知学并重，理论指导实践，学无止境；救死扶伤，乃医生之天职；济世活人，乃中医优良传统，应谨记于心，终生难忘。

3. 进修拜师刘嘉湘，扶正治癌，突出中医特色

在上海中医药大学附属龙华医院进修期间，胡陵静拜师于刘嘉湘教授。刘教授是上海中医药大学中医内科学教授、博士生导师，全国老中医药专家学术经验继承指导老师，曾任全国中医肿瘤专科医疗中心主任和中华中医药学会肿瘤学会副会长，享受国务院政府特殊津贴。

刘教授从医 60 多年，在中医药治疗恶性肿瘤方面的造诣很深，尤其在肺癌治疗的临床研究和实验研究领域建树颇多。他首次提出“扶正治癌”理论，以扶正为核心，将肺癌主要分为肺脾气虚、肺阴亏虚、气阴两虚三大证型，分别予以益气健脾法、养阴清肺法和益气养阴法；再根据患者的不同症状、体征、疾病状况，结合化疗、放疗、靶向治疗后不同的体质变化，予以对应的辨病、辨证治疗，以提高患者疗效和生存率，实现晚期“带瘤生存”，较好地提高患者的生活质量。刘教授每周查房读片，结合现代医学诊断和治疗，深入浅出地为学生讲解中医理论与临床经验。刘教授对工作的严谨，以及组方用药的合理、灵活，让胡陵静受益匪浅。

4. 师承李配富，继承创新，坚持中西医并重

为了提升学识，胡陵静于 2003 年有幸成为全国第三批老中医药专家学术经验继承人，师承重庆大学附属肿瘤医院李配富教授。李老系中西医结合主任医师，二级教授，国务院特殊津贴专家，首届重庆市名中医，重庆市中西医结合学术技术带头人，全国第三批、第六批老中医药专家学术经验继承指导老师，全国名老中医药专家传承工作室导师，国家中医药管理局中医肿瘤重点专科学术带头人，硕士研究生导师。李老历任中华中医药学会肿瘤专委会常务委员、重庆市中医药学会肿瘤专委会主任委员、中西医结合肿瘤专委会主任委员，重庆市癌症康复会名誉会长、《实用中医药杂志》编委。

李老从医 54 年，学贯中西，治学严谨，学验俱丰。在中医继承方面：立足经典，兼通诸家，并蓄其长，推崇经方，不悖实方；采集病史追根溯源，诊察证候认真仔细，分析病因病机探赜索隐，知常达变，清晰透彻，辨证论治、立法处方一线贯通，选方严谨，遣药灵活，胆大心细；继承应用不泥古，屡治即验。在中医创新方面：视野开阔，坚持中西医相互印证，坚持运用中医理论指导并吸纳现代科研信息，每与奇方起大症愈沉疴；发展创新不离宗，经验独到。在中西医结合方面：为提高临床疗效，坚持中西医互补，中西医并重，坚持辨病与辨证相结合，善取中西医之长。

李老长期致力于中医崛起求真之路的研究，在独撰50万字、由人民卫生出版社出版的《中医继承创新心悟》学术专著中，他以揭开传统中医神秘之面纱、走出解读中医错位的误区为前提，以开启传统中医现代之航程、演绎现代中医理论与临床为主线，以系列案例为佐证，论证了中西医在“科学技术”差距与“科技文化”差异的不同历史条件下，传统中医临床以“象揣”为临床依据、形成的“整体功能思维、象揣诊辨论治”医学模式具有的包含物质等于活体的科学内涵，现代西医临床以“息象”为临床依据、形成的“分解结构思维、息象诊断治疗”医学模式具有的包含物质小于活体的科学内涵。李老原创定义的中西医不同特色的医学模式和科学内涵，印证了两者都是先进科学的、相互不会替代或融为一体的客观规律，为构建现代中医奠定了理论基础和科学依据。为提高中医临床疗效，增强驾驭疾病全程的能力，李老提出了反馈研究方法，填补了临床无“窥息”的空白，开拓出现代中医“整体功能思维、象息诊辨论治”的医学模式，其中包含了物质仍然等于活体的科学内涵，勾划出现代中医自然观、方法论、藏象学、病因学、病机学、诊辨学、辨症学、辨证学、辨病学、未病学、论治学、方药学、病历模式等基础理论以及抗癌选方遣药原则和方法，为现代中医理论体系塑造出萌芽期雏形。

跟师三年，胡陵静巩固和深化了中医理论知识，开阔了临证辨证视野，加强了肿瘤专业的学习，不断整理和总结李老的临床经验，撰写并发表了诊治肿瘤的学术论文5篇，在李老的指导下参编了肿瘤学术专著2部，完成了跟师的各种计划和学习任务，通过考核，顺利出师。

胡陵静深得恩师倾囊相授，精研基础理论，坚持中医理论的思维方式和科学内涵特点，将现代相关科研成果融于一体，立法选药严谨，用药灵活独特，继承创新中医药，形成独特见解；坚持中西医并重而取长补短，擅长应用中西医两法结合诊治常见病、多发病、疑难杂症、良恶性肿瘤乃至抢救危重疾病。通过多年的学习积累并总结名老中医经验，胡陵静对西医临床技能应用越发娴熟，在中西医诊治肿瘤方面积累了独特的治疗心得，逐渐形成自己的治疗特色。她强调辨证抗癌，内外兼治，固护脾胃，在临床上取得了较好的疗效。

三、进修深造，拓展视野

改革的洪流滚滚向前，科学的春天百花争艳。胡陵静怀着求知若渴的心情，于1993年来到重庆市肿瘤医院进修学习，通过对肿瘤疾病的系统学习，在带教老师们的耐心指导下，她掌握了常见肿瘤的诊断、鉴别诊断和治疗方法，提高了对部分疑难危重疾病的诊治能力和运用中西医结合诊治的水平，能熟练把握有效化疗药物的选择、联合用药方案的应用、给药途径与方法的选择以及化疗药物毒副反应的处理，能独立完成胸腔、腹腔和骨髓穿刺术等，为以后从事肿瘤临床工作打下了坚实的基础。特别是当亲眼见到肿瘤患者通过中西医结合治疗获得较好疗效时，她深信中医治疗肿瘤不仅疗效显著，而且同时配合西医治疗有减毒增效的作用。

胡陵静于2000年到广州中医药大学第一附属医院参加“全国中医急症骨干培训班”学习，通过系统学习中西医结合内科急症理论及相关技术操作，有效地提高了对休克、肺心病、呼衰、冠心病、心衰、消化道大出血、脑出血等急危重症的诊疗水平和抢救能力，开阔了眼界，启迪了思维，在后续的临床工作中，用实践证明应用中医药及中医特色技术在治疗急症方面可取得满意疗效。

2005 年 11 月，胡陵静前往上海中医药大学附属龙华医院进修学习，进一步深入学习肿瘤学科知识，强化肿瘤专科知识。进修期间，她有幸随诊国医大师刘嘉湘教授出门诊。她认真好学、刻苦钻研、力求上进，积极参加病房临床工作，按时、保质、保量完成各种临床医疗文书的记录。

四、薪火传承，教学相长

胡陵静非常重视师承教育工作。她认为传承精华，守正创新，发扬国粹，寄望传承，是时代赋予我们的重任。2014 年起，她获批成为首批重庆市中医院院级名中医，成为院级第一批、第二批、第三批中医药学术经验继承工作指导老师，连续参与和带教院级三批师带徒工作。2017 年被授予第四批重庆市名中医称号，2019 年获批成为第三批市级中医药学术经验继承指导老师，2021 年受聘为重庆市沙坪坝区第三批名老中医学术经验指导老师，2022 年获批成为第七批全国老中医药专家学术经验继承指导老师。作为指导老师，她恪尽职守，悉心传授临床经验和技术专长，毫无保留地把知识教给学生，按照继承教学计划，高质量完成带教任务，认真批阅学生的各种文稿，先后培养学术继承人 20 余人，其中博士研究生 3 名、硕士研究生 7 名，正高级职称者 2 名、副高级职称者 9 名。

2020 年，重庆市卫健委“重庆市名老中医药专家传承工作室”建设项目获批，胡陵静成为传承工作室导师，帮扶基层医疗单位渝中区七星岗街道社区卫生服务中心，工作室现有“师带徒”学员 9 人。胡陵静重视中医临床人才培养，明确以名老中医学术经验继承和研究为主要任务，深入挖掘、整理和总结疗效突出的诊治肿瘤的方法和学术经验，充分发挥中医特色优势，提高疗效。她所主张的“辨证抗癌”“内外兼治”等观点，强调了局部辨证与整体辨证、宏观辨证与微观辨证有机结合的重要性，同时发挥内服中药的机体综合调养优势，配以中医外治法，双管齐下，在治疗恶性肿瘤方面有所造诣。胡陵静的主张和理论思维也深深影响着跟师学员，使他们投身于肿瘤学的深入研究当中，为患者解决病痛。

胡陵静重视教学工作，先后担任重庆医科大学、湖南中医药大学和贵州中医药大学硕士研究生导师，义不容辞地担负起培养人才的责任。她坚持以德立人、以德施教，遵循和学习研究生教育规律，创新研究生指导方式，潜心研究生培养，践行全过程育人。她积极指导研究生制订培养计划，提高中医理论知识，临床上认真带教，做到理论与实践相结合，指导学生掌握临床操作技能，悉心指导学生的开题报告和毕业论文，认真修改学生的学术论文。她先后培养硕士研究生 16 人，其中 14 人优异成绩顺利毕业，2 人目前在读。

胡陵静现担任成都中医药大学第四临床医学院养生教研室主任，全面负责教研室工作（加强教学组织管理，做好教研室的教学建设工作，制订教研室工作计划，做好教研室工作总结，组织开展教研室活动），承担“黄星垣班”教学授课任务，以良好的中医知识素养和教学能力，帮助更多喜爱中医的学子学习中医理论体系及中医养生学，培养出一批又一批的优秀中医人才。胡陵静门下学生众多，且均具备较高的医学素养，其中的医院骨干数不胜数，可谓是“桃李满天下”。

由于教研室工作表现突出，2021 年胡陵静带领的中医养生教研室获评“成都中医药大学教学基地标杆教研室”，胡陵静荣获 2020—2021 年成都中医药大学“医教协同优秀教师”奖，获重庆市中医院 2021 年和 2023 年优秀教研室主任荣誉。

五、精研经典，注重临床

在多年的跟师、进修和临床工作中，胡陵静不断积累经验，对“望闻问切”“四诊合参”有了更加独特的见解和认知，她的中医辨证思维也在学习和教学当中日趋成熟，应用于临床实践时疗效显著，在中医内科肿瘤治疗方面颇有建树。

胡陵静始终重视经典，无论何时都将其奉为圭臬，并在此基础之上进行中西医结合诊断治疗。如果将中医学科比作树木，那么中医经典著作就是这棵大树汲取营养的根系。树木能够繁茂，依靠的就是根吸取营养的能力。胡陵静熟读经典，不断从经典当中吸取养分，进而应用于临床实践工作中。她所推崇的“一气周流”理论诊治肿瘤，正是源于宋代名医黄元御“一气周流”思想。除此以外，金元四大家中李杲的“补土派”理论，也为胡陵静提供了源源不断的帮助和启迪。《素问》有云：“脾者土也，治中央，常以四时长四脏，各十八日寄治，不得独主于时也。”胡陵静始终执着于对脾土的理解和研究，并且在临床抗癌的同时，强调补中培土，以一气调万物，以中焦为枢轴，中焦一转，滞塞乃除，体内气机运转，阴阳相合，从而治病延年。

（一）主要学术经验

1. 主张“辨证抗癌”治疗肿瘤

中医认为肿瘤的病因病机主要是邪毒痰瘀、气滞血瘀、痰湿结聚、经络瘀阻、脏腑功能失调及气血阴阳亏虚等，常伴随一系列兼症及并发症，因此，胡陵静主张辨证与辨病相结合，根据不同病机选方遣药，强调整体辨证论治的原则性和灵活性，通过准确辨证，深入疾病本质，并针对疾病的本质进行治疗，从而有效延缓肿瘤的进展，减轻相关并发症。

2. 重视内外兼治，相得益彰

在治疗以内因为主要致病因素且疾病进展复杂的恶性肿瘤时，胡陵静采取“重在内因，内外结合”的思路，在以内服中药为主综合调养，从而达到机体阴平阳秘的基础上，佐以多途径、多方法的中医外治疗法，注重局部辨证与整体辨证、宏观辨证与微观辨证的有机结合，充分利用多样给药方法，以内外兼治为纲而成相得益彰之效。

3. 推崇“一气周流”理论诊治肿瘤

胡陵静精研宋代名医黄元御的“一气周流”思想，认为其核心内涵为土居中央，枢转四象，升降气机，万物化生。脾胃为一身气机之枢纽，一旦中土失于斡旋，多种病理因素相互作用则可形成肿块，因此重视在抗癌的同时，不忘补中培土，以一气调万物，以中焦为枢轴，中焦一转，滞塞乃除，体内气机运转，阴阳相合，则可治病延年。

4. 中西医贯通防治肿瘤及并发症

胡陵静主张突出中医药优势、中西医融会贯通的综合治疗理念，强调在中医药理论、现代药理的双重标准下合理选用抗癌中药，并在临床中逐步探索和总结抗癌中药作用和配伍的规律。将中医药与放疗、化疗、靶向治疗、免疫治疗等现代医学治疗方法相结合，一方面降低放、化疗的毒副作用，另一方面又可延缓肿瘤复发和转移，最终实现患者“带瘤生存”，提高远期生存率。

5.“八大结合”治肿瘤

通过多年的临床实践，胡陵静博采众长，敢于创新，勇于打破常规思维，逐渐形成了“八大结合”诊治肿瘤的学术思想，强调中医与西医相结合、传统与现代相结合、继承与创新相结合、辨病与辨证相结合、整体与局部相结合、扶正与祛邪相结合、内服与外用相结合、药物与非药物相结合贯穿诊治肿瘤全过程。肿瘤作为全身性疾病的局部表现，发病因素复杂，临证表现多变，疾病转归特殊，单纯以针对单一证的治法无法适应变幻万千的病机，且治疗效果不佳，因此通过多手段、多治法精准治疗，从多个靶点发挥综合效应，方可治愈疾病。

（二）主要专业特长

1. 围绕中医重点病种攻克肿瘤及并发症疑难杂症

胡陵静中西医贯通防治肿瘤及并发症，突出中医优势，保留西医治疗手段，真正实践以衷中参西的肿瘤综合治疗理念，中医药理论和现代药理紧密结合，选用合理的抗癌中药及西医手术、放疗、化疗等方案，有效延缓肿瘤复发和转移，提高了患者的生存率，甚至实现部分患者“带瘤生存”；除此以外，对于癌症晚期难以医治的患者，采取中西医结合治疗方式，减轻了患者的痛苦，提高了绝大多数患者的生存质量。

胡陵静一直以来以造成肿瘤患者严重痛苦的乳腺癌术后上肢水肿、恶性肿瘤化疗后呕吐、癌性疼痛和化疗后周围神经病变等作为主攻方向。

针对乳腺癌术后上肢水肿以“虚、瘀、湿”为主要病因，以瘀血阻络、阳虚水停为主要病机的特点，她提出以活血通络、益气温阳、利水消肿为治疗法则，自拟“逐水散”湿敷同步微波配合穴位艾灸综合疗法，发挥协同增效、促进水肿吸收、提高患者生活质量的作用。

针对恶性肿瘤化疗后呕吐，她提出以“脾虚失运，胃失和降”为诊治思路，以益气健脾、和胃降逆为立法基础，从健脾和胃辨治，倡导中医外治为主，自拟“止吐膏”“止吐贴”穴位贴敷治疗以减轻化疗药物的副作用，达到缓解症状的作用。

针对癌性疼痛，她首次提出“癌痛四联梯级疗法”诊治思路，发明了“止痛酊”。该病的主要病因病机为寒凝血瘀，闭阻经脉，治以温经通络、活血止痛。胡陵静根据疼痛的程度不同自拟“止痛酊”外敷同步微波，并配合隔物灸及电针综合性分阶段性治疗癌性疼痛取得较好疗效，充分突出了中医综合外治特色。

针对肿瘤化疗后周围神经病变由虚、瘀、寒多个因素所致，胡陵静以气血亏虚为本，瘀血阻络为标，寒毒闭脉为邪，提出以益气活血、温通经络为治疗法则，自拟“通络散”浴疗联合隔物灸（丁桂药饼）治疗，发挥外治法联合增效优势，提高患者生活质量。

2. 围绕重点病种研发专科专病特色中药制剂

通过不断总结和探索，结合临床实践，胡陵静主持研发了“止痛酊”“止吐膏（止吐贴）”“通络散”“健脾和胃合剂”“逐水散”等 5 种中药制剂，同时形成了 5 项治疗恶性肿瘤及相关并发症的中医特色诊疗技术示范项目，并推广到彭水、永川、合川、秀山、开州和云阳等 8 个区县及专科联盟单位，惠及 20 余万民众。

六、学术交流，科普宣教

多年以来，胡陵静在肿瘤治疗方面有丰富的临床经验和独到见解，在肺癌、胃癌、肠癌、乳腺癌等恶性肿瘤治疗领域取得了较好成绩。作为重庆市中医药学会常务理事、重庆市中医药学会肿瘤专委会主任委员，重庆市养生保健学会副会长、重庆市养生保健学会肿瘤康复研究专业委员会主任委员，她定期组织开展肿瘤相关学术会议及市级、国家级继续教育工作，同时还通过讲座、查房、病案讨论等多种形式在重庆彭水、秀山、永川、合川、云阳、沙坪坝等地开展学术交流活动，向区县医院推广使用各类自拟制剂及外治法联合内治的诊疗思路。她多次牵头举办重庆市中医药学会肿瘤专委会学术年会，为专家们交流合作搭建了平台，分享临床经验、研究成果、前沿进展等，携手共同进步，实现了业界内的互帮互助。

与此同时，她积极参加重庆市中医院百场健康公益巡讲，走进机关、学校和社区等地进行义诊、宣教，为百姓答疑解惑，普及中医科普知识，宣讲常见病和多发病的预防以及肿瘤的防治知识，为更多群众的生命健康保驾护航。

从医概述

一、个人简介

胡陵静1987年7月毕业于成都中医学院医疗系，至今在重庆市中医院工作。1995年5月晋升主治中医师，2001年晋升副主任中医师，2006年晋升主任中医师，2009年至今任重庆市中医院肿瘤科副主任及肿瘤血液病科主任。

二、科研项目及成果

主持或参研科研项目16项，获重庆市科技进步奖二等奖2项、三等奖4项，已结题项目15项，在研项目1项。出版学术著作8部，发表学术论文70余篇。获国家发明专利1项、实用新型专利2项。

（一）获奖科研成果

“穴位贴敷、穴位注射单用及联用预防化疗呕吐疗效研究”项目荣获2017年重庆市卫生与计划生育委员会中医药科技成果二等奖，排名第二。

“温中健脾法对慢性胃炎胃黏膜修复作用研究”项目荣获2006年重庆市卫生局中医药科技成果三等奖。

“不同饮食结构对慢性胃炎预防和康复比较研究”项目荣获

2006 年重庆市卫生局中医药科技成果三等奖，排名第二。

“骨活素治疗原发性骨质疏松症临床研究”项目荣获 2003 年重庆市卫生局中医药科技成果三等奖，排名第五。

“益脑通治疗老年期痴呆临床研究”项目荣获 2002 年重庆市卫生局中医药科技成果三等奖。

“癌康灵对恶性肿瘤防化疗减毒增效研究”项目荣获 1996 年重庆市中医管理局医学科技成果奖二等奖，排名第五。

（二）主持（参）科研项目

“止吐贴防治肺癌铂类药化疗后相关呕吐临床研究与推广应用”，重庆市科研机构绩效激励引导项目（编号 ooto2021jxjiX0005），课题负责人，2022 年 1 月—2024 年，已结题。

“自拟活血逐瘀汤联合隔姜灸治疗结直肠癌患者高凝状态的临床研究”，2022 年度“杏林学者”学科人才科研提升计划提升项目（编号 YYZX2022141），排名第四，2022—2024 年，在研。

“甘温除热法联合针刺疗法治疗气虚型癌性发热临床疗效观察”，成都中医药大学 2020 年度“杏林学者”医院专项（编号 YYZX2020051），排名第四，2020 年 12 月—2022 年 11 月，已结题。

“扶正肃肺合剂联合分子靶向药治疗肺脾气虚型肺癌临床观察”，重庆市卫生计生委中医药科技项目（编号 ZY201802045），课题负责人，2018 年 5 月—2020 年 5 月，已结题。

“药灸针刺联合重组改构人肿瘤坏死因子治疗恶性腹水的临床研究”，2018 年度“杏林学者”学科人才科研提升项目（编号 YYZX20180035），排名第二，2018—2020 年，已结题。

“健脾和胃合剂改善肿瘤患者营养状态临床研究”，重庆市中医院院内科研项目（编号 2016-10），排名第三，2017—2018 年，已结题。

“中医综合外治四联梯级疗法治疗癌性疼痛的研究与应用”，重庆市社会事业与民生保障科技创新专项项目(编号 cstc2017shmsA 130059)，课题负责人，2017 年 7 月—2020 年 6 月，已结题。

重庆市中医康复适宜技术推广应用平台子课题“癌性疼痛中医康复综合理疗适宜技术示范推广”，重庆市集成示范计划项目(编号 CSTC2014JSF10004)，子课题负责人，2014 年 12 月—2016 年，已结题。

“逐水散湿敷为主综合治疗乳腺癌术后上肢水肿临床观察”，重庆市卫生计生委重庆市中医药科技项目（编号 ZY20150238），课题负责人，2015 年 10 月—2017 年 10 月，已结题。

“益肝汤联合体部伽玛刀治疗原发性肝癌的临床研究”，重庆市卫生局中医药科技项目（编号 2010-2-33），课题负责人，2010—2013 年，已结题。

（三）获得专利

一种治疗癌症疼痛的中药组合物(专利号：ZL 2016 1 1006316.7),发明专利，排名第一。

一种医用保湿敷料（专利号：ZL 2016 2 0972247.4），实用新型专利，排名第一。

一种防水的血液科用中药外敷贴(专利号:ZL 2021 2 1212407.2),实用新型专利，排名第一。

三、论文及著作

（一）代表论文

编号	论文名称	期刊名称	年份,卷,页	备注
1	胡陵静教授运用疏肝健脾法治疗胆囊癌术后经验	《云南中医中药杂志》	2022,43(05):99-101	通讯作者
2	胡陵静分期论治阑尾癌术后经验	《国医论坛》	2022,37(03):53-55	通讯作者
3	针刺联合改良督灸治疗肺癌化疗后癌因性疲乏的临床研究	《上海针灸杂志》	2022,41(04):353-358	通讯作者
4	健脾益肾法治疗急变期慢性粒细胞白血病验案举隅	《实用中医药杂志》	2022,38(03):499-500	通讯作者
5	胡陵静自拟抗瘤方治疗非霍奇金淋巴瘤化疗后验案举隅	《中医临床研究》	2022,14(06):89-90	通讯作者
6	EGFR-TKI相关皮疹中医证候文献回顾	《中医文献杂志》	2022,40(06):90-91	通讯作者
7	胡陵静教授以清热凉血法治疗原发免疫性血小板减少症案例一则	《中国民族民间医药》	2022,31(08):90-91,105	通讯作者
8	浅谈肺癌中西医病因病机	《医学前沿》	2021,19(10):8-9,26	通讯作者
9	胡陵静自拟抗脑瘤汤治疗脑胶质瘤术后经验	《湖南中医杂志》	2021,37(11):52-53,60	通讯作者
10	益气活血法在放射性肺损伤治疗中的应用辨析	《中国中医急症》	2021,30(05):836-838	通讯作者

续表

编号	论文名称	期刊名称	年份,卷,页	备注
11	胡陵静运用解毒消斑汤治疗肺癌靶向药物相关性皮疹经验	《湖南中医杂志》	2021,37(07):41-42,45	通讯作者
12	胡陵静养阴清热法治疗鼻咽癌放疗后验案2则	《山西中医》	2021,37(03):36-37	通讯作者
13	胡陵静教授运用疏肝健脾法治疗肝癌经验	《云南中医中药杂志》	2021,42(03):6-8	通讯作者
14	胡陵静教授从肝脾肾论治男性乳腺癌验案举隅	《云南中医中药杂志》	2021,42(02):7-9	通讯作者
15	中医综合外治法治疗铂类化疗药物周围神经毒性临证探讨	《中医药临床杂志》	2021,33(04):667-670	通讯作者
16	胡陵静主任少阳论治甲状腺癌术后高血压验案举隅	《中国民族民间医药》	2021,30(05):113-114	通讯作者
17	胡陵静内外疗法综合治疗癌因性疲乏	《亚太传统医药》	2021,17(2):105-107	通讯作者
18	扶正肃肺合剂联合吉非替尼治疗肺脾气虚型肺腺癌36例临床观察	《中医药导报》	2021,27(01):95-98	通讯作者
19	中医外治四联梯级疗法治疗癌性疼痛的探讨与应用	《中国中医急症》	2021,30(01):105-108	第一作者
20	胡陵静治疗恶性肿瘤方药经验集萃	《特别健康》	2021,(12):248	通讯作者
21	中药分期辨证治疗乳腺癌研究进展	《医药》	2021,(12):295-297	通讯作者

续表

编号	论文名称	期刊名称	年份,卷,页	备注
22	胡陵静运用消风散加减治疗西妥昔单抗所致痤疮样皮疹1例	《国医论坛》	2021,36(12):62-63	通讯作者
23	药灸、针刺联合腹腔灌注重组改构人肿瘤坏死因子治疗恶性腹水的临床研究	《中国中医急症》	2020,29(12):2121-2124	通讯作者
24	培土生金法辨治肺癌	《云南中医中药杂志》	2020,41(04):97-99	通讯作者
25	辛开苦降法治疗消化系统肿瘤验案举隅	《山西中医》	2020,36(08):46	通讯作者
26	中西医改善肺癌化疗后免疫功能低下的研究进展	《世界最新医学》	2020,20(87):129-130	通讯作者
27	中医外治三联疗法综合治疗重度癌性疼痛的临床观察	《中医临床研究》	2019,11(18):90-93	通讯作者
28	中晚期肺癌辨治体会	《中医临床研究》	2019,11(12):112-115	通讯作者
29	补中益气汤治疗气虚血亏型癌性发热临床疗效分析	《四川中医》	2018,36(08):72-74	通讯作者
30	中药内服联合中医综合外治疗法在癌性疼痛中的应用	《中国中医急症》	2018,27(07):1219-1221	通讯作者
31	逐水散联合微波艾灸治疗乳腺癌术后上肢淋巴水肿的临床研究	《中国中医急症》	2018,27(03):442-445	通讯作者
32	癌康宁合剂对晚期非小细胞肺癌化疗后患者维持治疗的临床评价	《中国实验方剂学杂志》	2018,24(19):201-206	通讯作者

续表

编号	论文名称	期刊名称	年份,卷,页	备注
33	健脾和胃法治疗肿瘤营养不良体会	《实用中医药杂志》	2018,34(1):120-121	通讯作者
34	健脾和胃合剂对肿瘤患者营养状态的影响	《西南国防医药》	2018,28(9):889-891	通讯作者
35	口服激素避孕药增加乳腺癌发病风险	《中华乳腺病杂志》	2018,12(02):64	通讯作者
36	中医综合外治癌性疼痛的思考与探索	《中国中医急症》	2017,26(3):442-444	通讯作者
37	中医综合外治癌性疼痛53例临床观察	《中国中医急症》	2017,26(2):326-328	第一作者
38	中医外治为主治疗乳腺癌术后上肢水肿的思考与探索	《中国中医急症》	2016,25(10):1897-1899	通讯作者
39	肺淋巴管平滑肌瘤病1例	《中国中医急症》	2016,25(03):560-561	通讯作者
40	止吐膏穴位贴敷辅助治疗化疗后恶心呕吐的临床观察	《中国药房》	2015,26(23):3241-3243	通讯作者
41	健脾和胃合剂缓解胰腺癌伽玛刀放疗后胃肠道反应的临床观察	《中国中医急症》	2015,24(02):294-296	通讯作者
42	止吐膏穴位贴敷预防肿瘤化疗时呕吐的观察	《中国基层医药》	2014,21(9):1290-1291	通讯作者
43	放射性肺炎中医分期辨证论治	《中国中医急症》	2014,23(12):2382-2383	第一作者
44	小柴胡汤在急症治疗中的应用	《中国中医急症》	2013,22(08):1430-1431	通讯作者

续表

编号	论文名称	期刊名称	年份,卷,页	备注
45	原发性肝癌的中医治疗现状	《中国中医急症》	2013,22(02):273-275	第一作者
46	益肝汤联合体部伽玛刀治疗原发性肝癌的临床研究	《中国中医急症》	2013,22(03):79-380+395	通讯作者
47	中医辨证治疗癌性腹泻	《中国中医急症》	2012,21(03):504	第一作者
48	癌性发热辨治体会	《中国中医急症》	2010,19(11):1999 2000	第一作者
49	温中健脾法对慢性胃炎胃黏膜修复作用的临床观察	《时珍国医国药》	2007,18(147):2820-2821	第一作者
50	不同形态饮食对慢性胃炎和健康人胃电信号影响的研究	《中国中医急症》	2006,5(07):1-2	通讯作者
51	益胃康胶囊治疗慢性胃炎临床观察	《中国中西医结合消化杂志》	2006,14(3):268-269	第一作者
52	新癀片治疗急性扁桃体炎58例	《中国中医急症》	2006,15(04):432	通讯作者
53	益胃康胶囊镇痛作用于急性毒性实验研究	《中国中医急症》	2006,15(07):46-47	第一作者
54	李配富疏肝补肾汤治疗腰痛经验	《中华中医药杂志》	2005,20(05):302-303	第一作者
55	益胃康胶囊对胃炎、胃溃疡的胃黏膜修复作用的影响	《中国药房》	2005,6(03):178-180	第一作者
56	不同形态饲料对慢性胃炎模型大鼠胃黏膜修复及胃组织结构的影响	《中国药业》	2005,14(06):28-29	通讯作者

续表

编号	论文名称	期刊名称	年份,卷,页	备注
57	益气活血法配合化疗治疗晚期NSCLC32例临床观察	《中国中医急症》	2005,14(07):5-6	第一作者
58	益胃康胶囊的实验研究	《中国实验方剂学杂志》	2004,(05):70-71	通讯作者
59	李配富应用补中益气汤治疗急症经验	《中国中医急症》	2004,13(09):605-606	第一作者
60	自拟益脑通颗粒剂治疗老年期痴呆40例	《中西医结合心脑血管病杂志》	2004,2(05):259-261	第一作者
61	阳盛格阴证治体会	《实用中医药杂志》	2004,2(05):263	第一作者
62	益脑通治疗老年期痴呆40例	《中国药业》	2003,12(1):65	第一作者
63	心元胶囊合葛根素注射液治疗冠心病58例	《中国中医急症》	2003,12(02):52	第一作者
64	温胆汤急诊治验	《中国中医急症》	2002,11(04):323	第一作者
65	益脑通治疗老年期痴呆40例临床观察	《中华特色医药论坛杂志》	2002,1(03):75-76	第一作者
66	葛根素联合黄芪注射液治疗急性脑梗塞52例	《中华临床医药杂志》	2001,2(02):57	第一作者
67	葛根素联合参麦注射液治疗冠心病46例	《中华临床医药杂志》	2001,2(03):66	第一作者
68	参脉及丹参注射液治疗冠心病48例	《实用中医药杂志》	2000,(07):20-21	第一作者

续表

编号	论文名称	期刊名称	年份,卷,页	备注
69	史师治疗冠心病的临床经验	参加重庆市中医药学会首届内科学术研讨会,大会发言,收录论文汇编	1997年	第一作者
70	《金匮要略》方剂学术思想刍议	《四川中医》	1996,14(05):14-15	第一作者
71	应用活血化瘀十二法治疗肿瘤	参加全国中西医结合学术研讨会,大会发言,收录论文汇编	1996年	第一作者
72	中医辨证治疗肿瘤放化疗毒副反应的临床观察	《中医杂志》	1995,36:395	第一作者
73	史方奇治疗久咳三法	《实用中医药杂志》	1992,(02):25,31	第一作者

（二）代表著作

《新型冠状病毒肺炎中药防治手册》，2022 年，香港商报出版社出版。

《中医禁忌学》，2017 年，科学技术出版社出版。

《重庆市中医院百年薪火传承集：文仲渝》，2016 年，重庆出版社出版。

《常见肿瘤中医诊疗精要》，2008 年，人民卫生出版社出版。

《中西医结合脾胃病手册》，2008 年，四川科学技术出版社出版。

《现代大肠癌诊断与治疗》，2004 年，重庆出版社出版。

《方药妙用》，2003 年，人民卫生出版社出版。

《首届全国优秀中医病案汇编》，1995 年，北京燕山出版社出版。

四、部分荣誉

2022 年荣获重庆市中医院建院 120 周年突出贡献人物奖。

2021—2022 年荣获成都中医药大学附属医疗机构医教协同工作优秀教师奖。

2021 年和 2023 年获评重庆市中医院成都中医药大学第四临床医学院优秀教研室主任。

2018 年被评为重庆市中医院首个“中国医师节”优秀医师。

2014 年在全国科技活动周“万名科学使者进校园”活动中，获贡献突出奖。

2002 年被评为重庆市中医药学会“先进个人”。

1995 年在首届全国中医病案书写比赛中获全国中医优秀病案奖（四川省唯一获得者）。

五、人才培养

2022 年获批第七批全国老中医药专家学术经验继承指导老师。

2021 年获批沙坪坝区第三批老中医药专家学术经验继承指导老师。

2020 年获批“重庆市名老中医传承工作室”指导老师。

2019 年获批第三批重庆市中医药专家学术经验继承指导老师。

2017年荣获第四届“重庆市名中医”称号。

2014年荣获重庆市中医院院级名中医称号，获批第一批、第二批和第三批重庆市中医院中医药专家学术经验继承指导老师。

2004年荣获重庆市第二届优秀青年中医称号。

2004年被确定为重庆市人事局、重庆市财政局选拔优秀中青年人才培养对象。

2003年获批第三批全国老中医药专家学术经验继承人。

六、教学工作

成都中医药大学第四临床医学院养生教研室主任、中医住院医师规范化培训教学主任，湖南中医药大学硕士研究生导师，重庆医科大学中医学院硕士研究生导师，贵州中医药大学硕士研究生导师，重庆医药高等专科学校兼职教师。

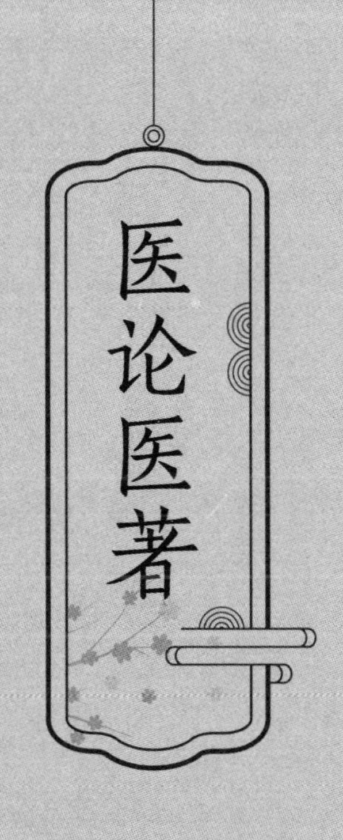

医论医著

中医辨证治疗肿瘤放化疗毒副反应的临床观察

一、一般资料

60 例病例中，男 36 例，女 24 例，最大年龄 69 岁，最小年龄 24 岁。全部病例均经 CT 扫描、X 线摄片、B 超、细胞学或病理学检查明确诊断。

二、治疗方法

1. 治疗组

选用基础方药：黄芪 30 g，太子参 30 g，枸杞 15 g，女贞子 30 g，鸡血藤 30 g，白术 12 g，茯苓 12 g，法半夏 12 g，麦冬 12 g，生地黄 12 g，川芎 12 g，赤芍 12 g。属气血两虚型去法半夏、川芎，加红枣 10 g、阿胶 10 g（烊化）、龙眼肉 10 g；属肝肾两虚型去川芎、法半夏，加枣皮 10 g、菟丝子 24 g、鹿角霜 10 g（先煎）；属脾胃失和型去生地黄、麦冬、川芎，加陈皮 12 g、砂仁 10 g（后下）、旋覆花 12 g；属热伤气阴型去法半夏、黄芪，加牡丹皮 12 g、玄参 20 g、金银花 30 g。煎服法：加水 500 mL 浸 20 分钟，武火煎沸，小火煮 20 分钟，取汁 150 mL；二煎取汁 150 mL，两药混合，每日 3 次，15 天为一疗程。治疗中病情变化不属危重性变化，不加用其他治疗药物。

2. 对照组

采用西医常规治疗。

三、症状及实验室检查评定标准

根据WHO抗癌药物急性和亚急性毒性反应分度标准以及Karnofaky评分，按0~Ⅳ度5级评定法进行症状和实验室检查评定：顺利完成放化疗疗程，一般情况好，各种症状不明显，为0度；能完成放化疗疗程，一般情况较好，有各种暂时轻微症状出现，为轻度，为Ⅰ度；能完成放化疗疗程，一般情况较差，有各种能耐受的轻微症状出现，为中度，为Ⅱ度；能完成放化疗疗程，一般情况差，有各种不能耐受的症状出现，为较重度，为Ⅲ度；不能完成放化疗疗程，一般情况极差，有难控制的症状出现，为重度，为Ⅳ度。

疗效评定：显效，症状及实验室检查0度~Ⅰ度；有效，症状及实验室检查Ⅱ度~Ⅲ度；无效，症状及实验室检查Ⅳ度。

四、结果

1. 症状疗效分析

治疗组按中医辨证治疗一个疗程后，症状分度：显效42.5%，有效44.2%，总有效率86.7%。对照组按西医常规治疗后，症状分度：显效30%，有效42.5%，总有效率72.5%。

2. 实验室检查分析

治疗组按中医辨证治疗后，实验室检查分度：显效40%，有效44.4%，总有效率84.4%。

对照组按西医常规治疗后，实验室检查分度：显效28.9%，有效42.2%，总有效率71.1%。

五、讨论

中医认为：肿瘤疾病本属正虚邪实，即阴阳、气血及脏腑功能的虚损和失调，放化疗后造成体内热毒过盛，津液受损，气血亏虚，脾胃失调，肝肾亏损。经中、西医治疗后，治疗组临床症状及实验室检查疗效分析有效率分别为 86.7% 和 84.4%，疗效明显优于对照组。据现代药理研究和临床资料证实，中药在肿瘤防治的研究中有较大的进展，并在临床治疗中起着重要作用，越来越受到医学界的重视，现代药理研究发现：黄芪、白术、枸杞子、女贞子、鸡血藤等药物在提高机体免疫功能、骨髓造血功能、促进核酸和蛋白质生物合成、调节血 cAMP 和 cGMP 比值及增强垂体—肾上腺皮质功能等方面有积极意义，赤芍等活血化瘀药有提高血 cAMP 水平、改善微循环、放疗增敏作用，川芎有抗癌细胞转移和化疗增效作用。中医中药在防治肿瘤中有较大的潜力，有待我们更进一步发掘和研究。

（原载于 1995 年《中医杂志》）

《金匮要略》方剂学术思想刍议

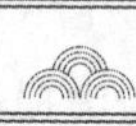

中医学治疗杂病的专著——《金匮要略》共载方剂205首，治疗40余种疾病，沿用至今，代有发展，尤其在当今科学时代，古方新用，更显其临床疗效卓著，学术思想深远，展现了强大的生命力。笔者不揣浅陋，试就《金匮要略》中方剂的学术思想作进一步的探析。

一、立法制方，匠心独具

在《金匮要略》中，治疗杂病方剂的创制和运用遵循了标本缓急、攻补兼施、脏腑补泻、化痰逐水、活血化瘀等多种治则。以各种汗法为例，治痉病有葛根汤发汗养筋法，有栝蒌桂枝汤解肌增液法；治风湿有麻黄加术汤、麻石苡甘汤、乌头汤等微汗祛风湿镇痛之正法，有防己黄芪汤实表行湿之变法；治痰饮有大青龙汤发越水气之法，有小青龙汤解表温里之法；治水肿有越婢汤、越婢加术汤发越水气兼清郁热之法；治黄疸有麻黄醇酒汤开表发汗退黄之法……

又以组方法度与药物选择为例，如大承气汤中，用苦寒攻下并号称将军之大黄为君药，以挫其热势；辅芒硝咸寒软坚，更增其泻热荡积之效；佐以枳实消痞，厚朴宽满。四药同伍，组成寒下峻剂，治疗痞满燥实坚同具之证，立见奇效。

再以方药化裁及剂量变化为例，如小承气汤、厚朴大黄汤、厚朴三物汤三方，药味组成相同，剂量不等，功效各异。小承气汤重用大黄，以泻热通便；厚朴三物汤重用厚朴，以行气除满；厚朴大黄汤重用大黄、厚朴，以开痞通便。

还以药物煎服方法为例，如麻黄加术汤和葛根汤中的麻黄先煎、温服，覆取微汗，使寒湿之邪随汗而解，且有防令人心烦之弊。乌头汤中的乌头，须与白蜜同用，并须久煎，既解乌头毒性，又延长药效。

二、启迪后世，代有创新

在仲景方剂理论的学术思想影响下，后世医家结合自己的实践体会，不断提出了新的独特见解，致使中医方剂学术思想的发展出现了百花齐放、百家争鸣的新局面。

首如对热盛津伤之证，用白虎加人参汤以清热保津；后世便有如金元时期刘完素的主火立论而善用寒凉药，朱丹溪以主阴虚立论而善用滋阴药。仲景具有治脾胃虚寒证，立诸建中汤、人参汤以建中补虚，温中扶阳；后世便有如李东垣的温补升发脾阳，明代张景岳、清代郑钦安，主温补脾肾。

次如仲景善用汗法、下法，后世便有如张子和对汗、吐、下三法立专论。仲景有治脏腑疾病，立温、清、消、补诸法，后世便有如金元时期张元素对脏腑疾病以寒热、虚实角度而论治。

再如仲景治虚劳夹瘀之证，以大黄䗪虫丸缓中补虚，化瘀生新；后世便有如清代唐容川用祛瘀之法治血证，王清任用逐瘀之法治内外科疾病。仲景有治杂病的汗、吐、下、和、温、清、消、补八法之应用，后世便有如明代张景岳《新方八阵》之论著、清代程中龄《医门八法》之专论。

三、古方新用，疗效卓著

后世运用辨病与辨证相结合的方法，古方新用，更显其卓著疗效。例如，治慢性支气管炎、肺气肿、肺源性心脏病等疾病，当临床出现痰饮内停之象时，常用小青龙汤以温化痰饮；治肺源性、风湿性心脏病等所致心力衰竭引起的阳虚水停之象时，多用苓桂术甘汤以温阳化饮，利水消肿；治慢性肾炎、阳痿、不孕等疾病，当临床出现肾阳不足之象时，多用肾气丸以温补肾阳；治风湿性关节炎、类风湿性关节炎、肩周炎等疾病，当临床出现寒湿侵入关节而影响气血运行时，多用乌头汤以温经散寒、除湿镇痛。

又例如，治急性细菌性痢疾，当临床出现湿热之象时，常用白头翁汤以清热燥湿、解毒止痢；治阑尾炎、胆囊炎、胰腺炎、肠梗阻等疾病，当临床出现六腑瘀热或痈结之象时，多用大黄牡丹汤以泻热逐瘀、活血消痈；治胆囊炎、胆结石、肠梗阻等疾病，当临床出现阳明腑实之象时，常用大承气汤以峻下热结；治肝硬化、腹部肿瘤等疾病，当临床出现虚劳兼瘀血之象时，多用大黄䗪虫丸以缓中补虚、去瘀生新。

综上所举古方新用之数方，在临床上屡试屡验，疗效卓著，足以看出张仲景所制方剂疗效的可靠性和科学性，充分体现出其制方学术思想的强大生命力。

四、现代研究，亟待深入

近年来，随着现代科学技术的不断发展，学者从多侧面、多方位、多层次、多途径的角度对《金匮要略》中所列方剂进行了大量的研究，取得了许多可喜的成绩，其理论内容是极为丰富的。

例如，康毅等学者观察了正常组和实验组结肠梗阻大鼠离体结肠平滑肌 ^{45}Ca 内流的变化，并研究了大承气汤对结肠梗阻大鼠离体结肠平滑肌 ^{45}Ca 内流的影响。结果表明：结肠梗阻大鼠的结肠平滑肌 ^{45}Ca 内流量增加，大承气汤能明显抑制梗阻结肠内 Ca^{2+} 浓度的升度。大承气汤抑制梗阻结肠平滑肌 ^{45}Ca 内流增加，可能是该方剂治疗急性肠梗阻的离子机制之一。

又如，韩国栋等学者通过结扎造成动物直肠下端可逆性狭窄，引起动物大肠燥屎内蕴，最终形成实热邪滞模型。试验动物出现专一性肺脏改变，即肺充血、出血，以及Ⅰ、Ⅱ型肺泡上皮细胞和巨噬细胞肿胀、坏死，而其他脏器未见明显异常。通过解除直肠狭窄，使模型恢复正常，给予大承气汤治疗后，上述病理生理变化均出现明显好转，而且服药好转更为明显。这一试验证明，传统中医“肺与大肠相表里”的理论是有现代科学依据的。

仅举上例，不难看出，现代学者对《金匮要略》中所列方剂的现代研究，不仅理论内容极为丰富，而且已深入到离子水平。为进一步从现代科学水准阐明其作用机理，扩大运用范围，学者们制定了众多的微观定性定量客观指标，并运用这些理论指导临床实践，在一定的范围和程度上均更进一步提高了临床疗效，从而使仲景制方理论的学术思想得到了发扬光大。但我们仍应看到，从临床角度讲，众多的现代研究成果还不足以从现代科学水准的角度得到全部解释。尤其是如何将这些现代研究成果与《金匮要略》方剂理论融为一体从而指导临床实际，还是一个没有解决而亟待深入研究的课题。

（原载于《四川中医》杂志1996年5月14卷第5期）

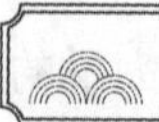

抗癌中药的临床运用和现代研究

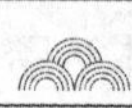

抗癌中药在肿瘤患者的辨证论治中被广泛合理运用，一些已被证明具有抗癌活性的中药，抗癌疗效显著，无毒副作用，能大幅度地增加手术、放疗、化疗的疗效，在临床上取得可喜的成果。现根据药物的功用分类分述如下：

一、清热解毒药

适用于各种肿瘤热毒壅盛者，症见发热、口渴、尿赤、便秘、舌红、苔黄、脉数，或肿瘤并发感染。据现代药学研究，这类药物有许多具有直接抑制癌细胞的作用，有的则并非通过直接杀死癌细胞或直接杀菌作用，而是通过体内环境的调节而达到清热解毒、消肿抗癌的目的。如七叶一枝花、白花蛇舌草、半枝莲、山豆根、龙葵、石上柏、苦参等。据临床研究报告，冬凌草、山豆根、龙葵合剂配合 DVP 方案治疗食道癌 437 例，效果较好，实验表明冬凌草提取物能抑制 DNA、RNA 合成，引起 G2 期及 M 期细胞堆积，故有增效作用。药理研究发现：服用土茯苓、苦参、黄连等清热药，可促使肥大细胞增多且肥大细胞对破损组织有修复功能，同时发现，土茯苓等药具有调节细胞免疫和改善微循环的功能。

二、活血化瘀药

适用于因肿瘤引起的出血、发热、黄疸、肿块、臌胀、癃闭等症，与放化疗配合具有增效作用。有研究报告活血化瘀药能增强肿瘤病灶的血流量及含氧量，使其对放射线治疗的敏感性增高，能提高疗效，同时还能减轻放射线引起的纤维化；有的活血化瘀药有抗高凝状态作用，有利于抗癌药及免疫活性细胞进入癌组织杀伤癌细胞；有的活血化瘀药，如莪术，有增强机体主动免疫效应作用。常用药物如：莪术、泽兰、牡丹皮、川芎、赤芍、红花、桃仁等。研究发现：癌栓的形成及滞留是肿瘤转移的关键，赤芍、牡丹皮等可抑制 TXA2 生成，不利于癌栓的形成；赤芍还能提高血 cAMP 水平，故有抗癌增效作用。又有研究证实：川芎、红花配合放疗治疗鼻咽癌，使用的放射量只需原放射量的 1/5 即可。

三、补虚扶正药

适用于肿瘤患者症见乏力身倦、面色㿠白、头晕、眼花、气促、口干咽燥、便溏浮肿，放化疗及手术后。经药物筛选和现代药理研究表明，许多补虚扶正药亦有抗癌作用，具有抗癌活性物质，如女贞子、山萸肉、桑寄生、补骨脂、黄芪、党参、白术、天门冬、天花粉、仙灵脾等。这些扶正抗癌中药既有按中药性味及功能的补虚扶正作用，又有根据药物研究筛选的抗肿瘤作用。文献研究发现：黄芪、鸡血藤、枸杞子、女贞子、太子参、白术、天冬等组成放疗增效剂，治疗肺癌 16 例，治疗后消退 3 例，部分消退 8 例，总有效率为 68.8%；扶正药加放疗治疗食道癌 1 例，总有效率为 77.8%。

四、祛湿利水药

适用肿瘤患者症见喘咳气逆、小便不利、胸水、腹水、浮肿。据现代药理研究，这类药物中含有不同的抗肿瘤的成分，如猪苓、茯苓、竹叶中的多糖。薏苡仁、泽泻等也均有不同程度的抗肿瘤作用。据现代研究证实，用太子参、白术、茯苓等组成的健脾方治疗胃癌 47 例，以对照 MMF 方案治疗 47 例，两组差异显著，健脾方组的 E-玫瑰花环形成率、淋巴细胞转化率等均较治疗前明显增高，而化疗组则降低。

清热解毒、活血化瘀、补虚扶正、祛湿利水等为中医药抗癌主要治则，均对整体免疫和生物治疗有长期疗效，对手术、放疗、化疗有减毒增效作用，在临床应用和理论研究方面都具有广阔的前景。

（成文于 1995 年 10 月）

真武汤的临床妙用

真武汤在《伤寒论》中是为治疗少阴寒化之阳虚水泛证而设，有温肾回阳、扶脾利水之功。本方是温阳利水的重要方剂，为历代医家所重视，其用不限于内、外、妇、儿科疾病，只要按照辨证论治的原则，灵活运用，随症加减，多可获效。

真武汤由“茯苓、芍药、生姜（切）各一两，白术二两，附子一枚（炮，去皮，破八片）”组成，五药之中谁为君臣佐使，均有各家见解。许宏在《金镜内台方义·卷之七》中以茯苓为君、白术为臣；张路玉在《伤寒缵论·卷上》中则“首推术附”；柯琴在《名医方论》中认为“附子芍药茯苓白术四味，皆真武所重，若去一味，便不是真武，仲景论治多触类旁通，并不画地为界”。总之，本方具温阳利水之功，为治疗阳虚水泛之名方。

运用真武汤的辨证要点：面色无华，畏寒，蜷卧，少气懒言，困倦欲寐，头眩身颤，肢冷自汗，四肢沉重、疼痛或浮肿，心悸呕恶，口淡纳呆，腹痛便溏，小便利或不利，脉见沉微细弱。此方虽为水邪为患之有效名方，但亦不限于治疗脾肾疾病，对于肺心脾肾各脏病变，只要符合阳虚水泛机理，皆可应用。现将运用真武汤加减的临床体会归纳如下：

治疗慢性肾炎，症见面色苍白无华、形寒肢冷、周身浮肿、尿少腹胀、呕恶、苔白、脉细，此方加桂枝、泽泻、大腹皮；治疗充血性心力衰竭，症见心悸气喘、畏寒肢冷、全身浮肿、尿少、舌淡、脉沉细或结代，本方干姜易生姜，加桂枝、泽泻，增加温阳利水之功效，或加人参增强强心作用；治疗冠心病，症见心痛短气、心悸、自汗、形寒肢冷者，本方加瓜蒌壳、薤白、法半夏以通阳宣痹；治疗肺心病，症见咳喘心悸、吐痰清稀，本方干姜易生姜，加陈皮、法半夏、桂枝；若喘不能平卧、尿少身肿、舌淡胖，本方合五苓散同用；治疗风湿性心脏病，症见面色晦暗、咳嗽喘急、面浮肿、脉结代，本方加用防己、黄芪、葶苈子，以增强行水之功；如喘息不得卧、自汗出，加人参、五味子以益气固脱；若中焦虚寒，呕吐或腹泻，审属阳虚水湿为患，呕加吴茱萸、法半夏，泻加赤石脂，生姜改用干姜；若阳虚感冒，畏寒肢冷、鼻流清涕或咳，用此方温阳振奋阳气，感冒自愈；若过汗亡阳或产后阳虚，自汗不止，本方加黄芪、当归、人参、五味子、牡蛎；治疗风湿性关节疼痛，不红不肿，或只肿不红，遇寒加重，属于寒湿型，本方加桂枝、细辛、防己、薏苡仁、川芎、姜黄；治疗前列腺肥大，中年以上，小便不利，审属阳虚湿滞，此方连服数剂，可以获效。

上述加减法，均不能脱离真武汤的辨证要点，所治病证之病机总属阳虚水泛。

至于方中不用甘草不是仲景失于疏忽，而是防止甘草碍湿致胀之弊病，联系到甘草对水钠潴留之不良影响，说明早在两千多年前，人们已认识到水湿壅盛之证一般不用甘缓之药。

（原载于《方药妙用》，2003年，人民卫生出版社）

 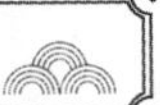

中医因时因地因人治则管窥

因时、因地、因人制宜，是指治疗疾病要根据季节、地区以及人体的体质、性别、年龄等不同而制定适宜的治疗方法。在具体治疗疾病时，不可机械桎梏而拘泥于这些条件，而应遵循“有是症用是药”的治疗原则，制定出适宜的治疗方法。

一、因时制宜症为准

四时气候的变化对人体的生理功能、病理变化均产生一定的影响。一般来说，春夏季节，气候由温逐渐变热，阳气长发，人体腠理开泄，若患者外感风寒，也不宜过用辛温发散药物，避免开泄太过，损伤阴气；而秋冬季节，气候由凉逐渐变寒冷，阴气盛阳气衰，人体腠理致密，阳气内敛，此时若有大热之证，也要慎用寒凉药物，以防止损伤阳气。对于暑邪致病，有明显的季节性，暑季多兼湿，故治疗暑疾疾病需注意解暑化湿；而秋季气候干燥，外感秋燥者则宜辛凉润燥，此与春季风温、冬季风寒外感用药亦不所相同，风温宜辛凉解表，风寒宜辛温解表。

然而由于人体禀赋体质各有所差异或不同，所患疾病也并非因时而出现一样的变化规律。如冬季寒冷，患者表现为喉痛、口干喜冷饮、大便干结一派热象，仍可用银翘散或白虎汤。夏天酷热患者表现为恶寒怕热、一身酸痛、颈强痛，仍可用九味羌活汤或桂枝汤。所以治疗用药必须因时制宜，还要遵循“有是症用是药”的治疗原则。

二、因地制宜症中求

东南地区，由于滨海沿岸，气候湿润，平原池塘较多，地势坑洼，温热多雨。其民多喜食鱼而嗜碱，太阳照射皮肤，肌理松疏，病多见痈疡，或较易受外感。又如西北地区，天气寒冷，其病多外寒而里热，治疗应散其外寒，而清其里热；东南方地区，天气温热，因阳气外泄，故生内寒，治疗应收敛其外泄的阳气，而温其内寒。不同地区由于地势高低、气候条件及生活习惯各异，人的生理活动和病变特点也不相同，所以治疗用药应根据当地环境及生活习惯而有所变化。

如，西北严寒地区外感风热证，应用辛凉解表约治之，常用银翘之品；东南温热地区外感风寒证，应用辛温解表药治之，常用荆防之药。所以治疗因地制宜外，还应遵循“有是症便用是药”的治疗原则。

三、因人制宜症中辨

根据病人年龄、性别、体质、生活习惯等不同特点来考虑治疗用药的原则，叫做“因人制宜”。

1. 年龄

年龄阶段不同则生理状况和气血盈亏有所不同，治疗用药也应有区别。老年人体质减退，气血亏虚，患病以虚证为主，或虚实夹杂，治疗时虚证宜补益，夹有实证时，攻邪需慎重，用药剂量应较青壮年轻。小儿体质旺盛，但气血未充，脏腑娇嫩，易寒或易热，易虚或易实，病情变化较快，故治疗小儿疾病，切忌过用峻攻之品，也应少用补益之药，用药剂量宜轻。正如《温疫论·老少异治论》说“亦有年高禀厚，年少赋薄者，又当从权，勿以常规”。

但临床上有年高体强者，也有年少体弱者，以什么为标准，应以“症”为依据，认真辨证论治，处方选药。

2. 性别

由于男女性别不同，其生理特点各异，妇女有经、带、胎、产等情况，治疗用药应加以考虑。如对生产后的妇女，治疗应考虑气血亏虚、肝郁脾虚、气虚血瘀及恶露情况等。

3. 体质

体质有强有弱，有寒有热，有所偏颇，对于阳盛或阴虚之体质，应慎用温热之剂；对于阳虚或阴盛之体，应慎用寒凉伤阳之药。

如有的病人素体脾阳虚弱，在暑季因过食寒凉之品，致脾胃虚寒加重，出现腹部冷痛、喜热饮、形寒肢冷、大便稀溏，仍可用附子理中汤治疗。

因此，因人制宜，必须看到病人的整体和不同人的特点；因时、因地制宜，则强调了自然环境对人体的影响，应全面具体分析，才能取得较好的治疗效果。

（成文于 2004 年，师从李配富教授学习期间心得体会）

应用活血化瘀十二法治疗肿瘤

祖国医学认为肿瘤形成和发展与瘀血留滞密切相关，因此古今医者都十分重视活血化瘀法在肿瘤治疗中的运用。

肿瘤乃有形之肿大留著而不消散之块物。根据其病情及临床表现，祖国医学有“失荣”“息贲”“痞块”“噎膈”“反胃”“关格”“膈症”“伏契”“肠覃”“积聚”“乳岩”“崩漏”“五色带下”“血淋”“溺血”“茧唇”“舌菌”“血症”等诸病证之称，但究其病因病理，中医认为总不越脏腑虚损，气血不足，津液耗伤，六淫邪气，水湿痰结，气滞血瘀，热毒内蕴为患。早在秦汉《内经》中就提出“血实宜决之”的治疗原则，《金匮要略》中有大黄䗪虫丸治疗“内有干血”之例，至清代唐容川更明确提出“症之为病，总是气与血胶结而成，须破血行气，以推除之，元恶大憝，万无姑容”。王清任创五个逐瘀汤更是对活血化瘀法广泛而灵活的运用。近十余年来，随着全国肿瘤防治工作的普遍开展，更积累了丰富的经验。现结合个人的临床体会，将临床运用活血化瘀法治疗肿瘤归纳为十二法，兹简述如下：

一、理气化瘀法

为治疗肿瘤的常法，观仲景鳖甲煎丸中用厚朴、葶苈子、柴胡；王清任五个逐瘀汤中多用枳实、柴胡、香附；今人治肿瘤常用丹参、莪术、三棱、水蛭、地鳖虫等活血化瘀药与枳实、厚朴、佛手、柴胡等行气药配伍，意在活血化瘀必兼行气，气行则血行。

二、补气化瘀法

肿瘤的特点主要表现为恶病质和包块进行性增大，若化疗或手术切除，更伤正气。所以对肿瘤的治疗，始终当补气化瘀，常用红参、党参、黄芪等补气药与穿山甲、莪术、水蛭等攻坚化瘀药配伍，以稳定病人的体质和控制肿瘤的发展。

三、养血化瘀法

中晚期肿瘤如肝癌、宫颈癌、膀胱癌失血或手术后，其血必虚，应在补气养血的基础上化瘀止血，急者用红参、三七粉、阿胶以养血止血，缓者用党参、黄芪、当归、莪术、三七粉等补气养血化瘀。

四、健脾化瘀法

此法为治疗肿瘤的重要法则，尤其放疗、化疗、手术后损伤脾胃，脾虚失运，胃失和降，常用党参、白术、茯苓、淮山、陈皮、法半夏等健脾和胃药物，配伍牡丹皮、川芎等活血化瘀药。

五、补肾化瘀法

此法是治疗宫颈癌、卵巢肿瘤、膀胱肿瘤的重要法则，临床常用党参、黄芪、桑寄生、菟丝子等益气固肾之品，与莪术、三棱、三七粉等活血化瘀药配伍进行治疗，收到预期疗效。

六、疏肝化瘀法

临床上，肝癌、乳腺癌、食道癌、胃癌、宫颈癌、卵巢癌、子宫肌瘤等都与肝郁血瘀密切相关，常采用疏肝化瘀法，如仲景鳖甲煎丸、王清任膈下逐瘀汤或血府逐瘀汤加减，选用柴胡、枳壳、佛手等疏肝理气之药与丹参、莪术、鳖甲等活血化瘀之品配伍进行治疗。

七、宣肺化瘀法

此法是治疗肺癌、皮肤肿瘤、淋巴瘤等的常用法则，可选用麻杏苡甘汤、瓜蒌薤白半夏汤、千金苇茎汤等方加化瘀、化痰、抗癌药进行治疗，共奏宣肺化瘀之功。

八、清热化瘀法

为治疗肿瘤的一个重要法则，常用于鼻咽癌、肺癌、肝癌、胰腺癌、肠癌、膀胱癌、宫颈癌等因湿热瘀毒为患所致的肿瘤。临床常选用黄芩、黄柏、牛耳大黄、苍术、白花蛇舌草等清热利湿解毒药与莪术、丹参、三七粉、三棱等活血化瘀药物配伍治疗。

九、化痰化瘀法

适用于肺癌、食道癌、淋巴癌、甲状腺癌等因痰湿瘀滞所致者。临床上常选用海藻、昆布、生牡蛎、川贝粉等化痰药配伍三棱、穿山甲、五灵脂等活血化瘀药，均取得满意疗效。

十、攻逐瘀血法

观仲景的大黄䗪虫丸治疗“内有干血”，用大黄之攻下之品，配伍䗪虫、水蛭、桃仁、虻虫等活血化瘀之药，至今仍为医家推崇，现成为治疗肿瘤的常用药物之一。如肝癌、肠癌等属热瘀内蕴证型常选用此法。

十一、温阳化瘀法

适用于子宫肌瘤、卵巢肿瘤、胃癌、肠癌等因脾肾阳虚、寒凝血滞证候，常选用小茴香、吴茱萸、淫羊藿、干姜等温阳散寒之品，配伍三棱、莪术、川芎等活血化瘀药物进行治疗。

十二、滋阴化瘀法

各种肿瘤在放疗中、放疗后必津液灼伤，临床常选用北沙参、麦冬、石斛、生地黄、玄参等滋阴药，配伍莪术、丹参、牡丹皮等活血化瘀药治疗。

综上所述，中医对肿瘤的病因病机的认识及治疗在前人的基础上，近年来有了较大的进展，辨证分型大体趋于一致，治疗方法亦多种多样，疗效不断得到提高。据笔者临床体会，寒、热、气、血、痰作为肿瘤的病因病机，在发生发展过程中都与瘀血密切相关，在辨证施治、理法方药中都离不开活血化瘀法及活血化瘀药物，故活血化瘀法在中医辨证治疗肿瘤中起着重要作用，更加广泛地运用于临床，并取得较好的疗效。

（成文于1995年，承蒙黄自立教授指导；1996年作为全国中西医结合学术研讨会发言稿）

温胆汤治疗急症三则

一、伤寒（高热）

陈某，男，56岁，2000年11月15日初诊入院。患者畏寒、发热1周，体温波动在39℃～40℃。曾在外院予抗生素和解热镇痛药物治疗，但发热未解。刻诊：精神倦怠，头重身困，汗出黏滞不爽，微咳，口干苦，恶心欲呕，上腹饱胀，不思饮食，大便3天未解，小便黄，舌质红，苔黄厚腻，脉浮数。查体：T40℃，P90次/分，表情淡漠，胸腹部可见数粒散在玫瑰疹，肝脾未触及。肥达氏反应：H>1∶320，A<1∶40，B<1∶40，C<1∶40。西医诊为伤寒；中医辨为湿温发热。治以解表和胃，清热祛湿。拟温胆汤加减：茯苓、枳实、竹茹各15 g，法半夏、黄芩、紫苏叶各12 g，藿香、佩兰、连翘、白蔻仁各10 g，陈皮6 g。每日1剂，水煎服，配合西医支持、对症处理。2剂后排出干结大便2次，自觉头身困重减轻，发热稍退，体温降至38℃，仍纳呆厌食。药已对症，继以上方加薏仁30 g、白术12 g，服5剂，热退而病愈。

按：本案以发热、头身困重、苔黄腻为主症，乃因风寒侵袭、郁滞肌肤而病；正邪交争则高热不退，用解热镇痛西药则发散太过，肌腠开泄，湿邪乘虚郁滞于表，内困脾胃，故呈一派湿热胶结之象。以法半夏、陈皮、茯苓、白蔻仁和胃化湿，导滞通便，藿香、佩兰芳香化浊，紫苏叶辛温解表，黄芩、竹茹清热化痰，连翘清热宣肺，如此则使湿热分清，湿去热尽，病终得愈。

二、脑出血

罗某，男，65岁，2000年5月6日初诊，因左侧肢体活动不利1天入院。患者平素喜饮酒，本次因饮酒而发。查体：BP 150/90 mmHg，双肺可闻及少许痰鸣音，心肝脾无异常发现。神经系统检查：言语清晰，双侧鼻唇沟对称，左侧肢体肌张力降低，肌力Ⅳ级。头颅CT示右侧颞叶出血（出血量约30 mL）。刻诊：左侧肢体活动不利，喉间痰鸣，纳呆，大便2天未解，尿黄，舌质红，苔黄略腻，脉滑数。西医诊为脑出血；中医辨为中风（痰热闭窍）。治以清热化痰，醒脑开窍。方选温胆汤加减：法半夏、胆南星、枳实、石菖蒲各12 g，陈皮、远志各6 g，茯苓、黄芩、竹茹各15 g，生大黄5g（后下）。每日1剂，水煎服。配合西医脱水、支持、对症处理。3剂后患者精神好转，喉间痰鸣减少，排出稀烂大便2次。又继守上方去生大黄，加白术、神曲各10 g。服5剂，诸症均明显好转。继以健脾祛湿、活血化瘀、舒经通络之剂调理，住院1个月，诸症消失，痊愈出院。

按：本例素喜饮酒，致使脾胃受伤，脾失运化，痰浊内生，郁久化热，痰热互结，上蒙清窍而发病。经脉痹阻，肌肉筋脉失于濡养，故肢体偏瘫，痰热内盛，肺气不宣，致喉间痰鸣。投以茯苓、陈皮、法半夏、竹茹、胆南星祛湿化痰，石菖蒲、远志化痰开窍，黄芩清肺热，生大黄通便泄热。药证相符，故获良效。

三、恙虫病

黄某，男，18岁，2000年9月10日初诊。患者喜卧草地玩耍，因发热5天，以“发热待查”收入院。曾在外院予先锋霉素V、清开灵等药物治疗，热势未减，体温波动在38℃～40℃。刻诊：精神倦怠，皮肤及头面少量汗出，恶心欲呕，胃脘痞闷不饥，大便4天未解，舌红，苔黄腻，脉滑数。查体：T39℃，P92次/分，面色潮红，右腋窝有黄豆大焦痂。心肺肝脾未见异常。肥达氏反应：H<1∶40，O<1∶40，A<1∶40，B<1∶40，C<1∶40；外裴氏反应：OX_2 1∶20，OX_{19} 1∶20，OX_K 1∶160。西医诊为恙虫病；中医辨为湿热中阻。治以清热利湿，和胃通便。方用温胆汤加减：处方：法半夏、茯苓、枳壳、栀子、茵陈蒿、竹茹各15 g，白蔻、白术、厚朴各12 g，薏苡仁30 g，陈皮6 g。水煎服，每日1剂。配合西医支持、对症处理。服药2剂，热势减轻，排出先硬后稀烂大便2次，仍纳差不思食；继上方加神曲、山楂各12 g。5剂后，患者体温正常，余症消失，治愈出院。

按：本例感染恙虫而发病，观其脉症系外感湿邪，湿热熏蒸，阻遏中焦，热结不解之候。大便秘结，如以重剂通下，恐戕伤胃气，故以温胆汤加减清热利湿，宣畅气机，和胃通便。药证相符，故获显效。

（原载于《中国中医急症杂志》2002年8月第11卷第4期）

自拟益脑通颗粒剂治疗老年期痴呆 40 例

老年性痴呆（AD）和血管性痴呆（VD）是老年期痴呆的两大主要类型，患病率占所有老年期痴呆的 90%以上。随着人口老龄化，痴呆的发病率也呈上升趋势，严重危害老年人的身心健康，2000 年我国人口已达 13 亿，60 岁以上人群超过 10%。临床应用自拟益脑通颗粒剂治疗老年期痴呆 40 例取得较好疗效，现总结报道如下。

一、资料与方法

1. 临床资料

全部病人均为本院住院和门诊病人，证属脾肾两虚、痰瘀阻络证型，采用随机对照法分设治疗组和对照组。治疗组 40 例，其中 AD14 例，VD26 例；女性 13 例，男性 27 例；年龄 50～59 岁 4 例，60～69 岁 11 例，70～79 岁 25 例；病程在 1 年以内 25 例，1～2 年 5 例，2 年以上 10 例。对照组 20 例，AD8 例，VD12 例；女性 7 例，男性 13 例；年龄 50～59 岁 1 例，60～69 岁 7 例，70～79 岁 12 例；病程在 1 年以内 12 例，1～2 年 2 例，2 年以上 6 例。两组性别、年龄、病程比较，无统计学意义（$P>0.05$），具有可比性。

2. 诊断标准

（1）AD 符合美国精神病协会制定的诊断标准（DSM－IV－R1994），VD 符合美国脑卒中研究所等制定的诊断标准（NINDS－AIREN1993）。确定痴呆的程度采用简易智能量表（mimi-mental state examination，MMSE）、日常生活能力水平量表（activity of daily living，ADL）。

（2）中医辨证诊断参照 1995 年《中药新药治疗临床研究指导原则》中的“中药新药治疗痴呆的临床研究指导原则”。分级标准采用 CDR 积分（分为 3 级）：①轻度：工作、学习及日常生活尚能保持完整性，独立性，而社会交往却明显缺损，以近事记忆下降为特征；②中度：工作、学习及日常生活不能保持完整性、独立性，某种情况下需要帮助，以严重的近事记忆下降为特征；③重度：工作、学习及日常生活完全丧失完整性、独立性，任何情况下都需要帮助，以远近记忆均下降及所有智力均损害为特征。

3. 治疗方法

治疗组：益脑通颗粒剂（由黄芪、当归、山药、肉苁蓉、丹参、郁金、菖蒲、灵芝、巴戟天等组成，药物由重庆市中医院药剂生产）每次 1 包（7 g），每日 3 次。对照组：脑复康片（杭州民生药业有限公司生产）每次 0.8 g，每日 3 次。两组用药均以 1 个月为 1 个疗程，观察 1～3 个疗程。观察期间，停用相关药物。

4. 观察指标

主要疗效性指标：①智能改变（MMSE 量表积分变化）；②痴呆程度（CDR 积分变化）；③生活自理能力（ADL 积分变化）；④全身表现如：症状与体征的改变，及体位、步态、大小便能否自控等；⑤中医症状参照 1995 年《中药新药治疗痴呆的临床研究指导原则》，结合计量诊断原理，将每一症状均按正常、轻度、中度、重度分别记3分、2分、1分、0分。

5. 疗效评定标准

①临床控制：主要症状基本消失，定向健全，回答问题正确，生活自理，能恢复一般社会活动；②显效：主要症状大部分消失，定向基本健全，回答问题基本正确，反应一般，生活可自理；中医积分值较治疗前下降≥2/3；③有效：主要症状有所减轻或部分消失，生活基本自理，回答问题基本正确，但反应仍迟钝，智力与人格仍有障碍；中医积分值较治疗前下降≥1/3；④无效：主要症状无改变，甚至继续发展。

6. 统计学处理计量资料

统计学处理计量资料用均数±标准差（$\bar{x} \pm s$）表示，采用t检验，计数资料采用χ^2检验。

二、结果

两组疗效比较，治疗组总有效率为87.5%，对照组总有效率为55%，两组差异有统计学意义，治疗组疗效明显优于对照组。

两组间治疗前后中医症状及自理能力积分比较，两组差异有统计学意义，治疗组积分明显优于对照组。

治疗组智能量表（MMSE）、痴呆程度（CDR）治疗前后积分比较，前后差异有统计学意义，治疗后疗效明显优于对照组。

两组患者治疗过程中均未见不良反应发生。

三、讨论

老年期痴呆属中医“痴呆”范畴，统称老年痴呆。历代文献对本病的描述多见于“善忘”“呆痴”“痴证”等疾病中，早在两千多年前就有论述，如《左传》中记载：“不慧，盖世所谓白痴。”到明代张景岳《景岳全书》第一次提出痴呆是独立性疾病。清陈士铎《辨证录·呆病门》云：“痰积于脑中，盘据于心外，使神明不清而成呆病矣。”

中医认为，老年期痴呆的病因病机在于年老脏腑疲惫，肾精亏虚，脑髓失养；脾气虚弱，痰浊内生，蒙闭清窍；气虚血瘀，脉络痹阻，神明失养。主导病机仍是本虚标实，本虚为脾肾两虚，标实为痰瘀阻络。遂自拟益脑通颗粒剂，方中以黄芪、当归益气养血；山药健脾补肾；肉苁蓉、灵芝滋补肾阴，强壮筋骨；丹参活血开窍醒脑，石菖蒲豁痰开窍。全方共奏标本兼顾，健脾补肾，豁痰化瘀，醒脑开窍之功。

现代药理研究证实，黄芪、肉苁蓉均能显著对抗东莨菪碱所致小鼠记忆障碍，抑制小鼠脑胆碱酯酶活性；石菖蒲水提醇沉液能明显促进正常小鼠记忆获得，并能明显改善东莨菪碱、亚硝酸钠和乙醇引起的小鼠记忆获得障碍、巩固记忆障碍和记忆再现缺失；丹参可改善（MID）大鼠脑血流量，从而提高小鼠的学习记忆能力。本研究结果表明，益脑通颗粒剂在改善脑血流量和学习记忆、生活自理能力及减轻痴呆程度等方面有较明显的效果，同时在调节脂质代谢方面能较明显降低血清 TC、TG 水平，并通过调整脂质代谢病人的临床症状延缓病情的发展。益脑通颗粒剂在改善痴呆患者的临床症状及实验室指标等方面疗效确切，使用安全，无毒副作用，具有开发和推广的价值。

［原载于《中西医结合心脑血管杂志》2004 年 5 月第 2 卷 5 期，重庆市卫生局资助课题（渝卫 1996 年）］

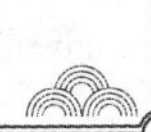

不同形态饲料对慢性胃炎模型大鼠胃黏膜修复及胃组织结构的影响

慢性胃炎是消化系统常见病、多发病，尚无特殊治疗方法，一般主张对症治疗，强调避免引起胃炎的因素，强调饮食有节、少食多餐、软食为主的原则。根据“生命在于运动”原理，从提高胃自身防御能力出发，主张日常饮食以固体食物为主。笔者采用不同形态的饲料对慢性胃炎模型大鼠胃黏膜修复及胃组织结构的影响进行了研究，现报道如下。

一、材料与方法

1. 实验动物分组与造模

选用体重 160 ~ 200 g 的 Wistar 大鼠（一级动物，批准文号为医动字第 310101002 号，重庆市中药研究院实验动物研究室）50 只，雌雄各半，按雌雄分笼饲养。每天以 0.02% 氨水（重庆东方试剂厂，批号为 200802）作为饮用水给大鼠自由饮用。同时每隔 7 天给大鼠灌服 1% 氨水（10 mL/kg）1 次，连续 90 天。实验工作在一级标准动物实验室进行，造模结束后随机取少量动物进行胃黏膜组织学检查。结果可见，让大鼠长时间（90 天）饮用 0.02% 氨水，大鼠胃体部腺管长度、表面上皮厚度、胃黏膜壁细胞数较对照组明显减少（$P<0.05$），提示慢性胃炎模型造型成功。

将造模后的动物随机分为 2 组（$n=20$），对干饲料组动物每天喂干饲料 30g/只，流质饲料组动物喂流质饲料，连续喂养10天。

2. 检测指标

通过以上两种不同形态饲料连续喂养10天后，从每组分别取出10只动物（均雌雄各半）进行幽门结扎试验，观察胃液量、胃液 pH 值、溃疡面积、胃黏膜表面 pH 值。

腺管长度的测定：沿贲门到幽门方向分别在小弯、前壁、后壁各做两张切片。切片厚度为 6~7 μm，作 HE 染色，在放大40倍的显微镜下对胃体小弯、前壁、后壁3个部位拍照，分别测量3个部位的腺管总长度、表面上皮层及腺管腺部的长度，再求其均值。

壁细胞记数：在400倍的显微镜下用肉眼记数每只大白鼠胃体小弯、前壁、后壁3个部位各10个腺管上的壁细胞数，求其总和。

3. 统计学方法

应用 SPSS11.0 软件统计包，资料数据用均数±标准差（χ±s）表示，组间比较用 t 检验。

二、结果

1. 观察不同形态饲料对慢性胃炎大鼠幽门结扎后及胃黏膜表面 pH 值的影响。结果显示：干饲料组和流质饲料组动物的胃液量无明显差异（P>0.05），但胃酸 pH 值、溃疡面积差异显著（P<0.05 或 P<0.01），说明对慢性胃炎大鼠喂干饲料后胃液 pH 值有所增高，酸性降低，一定程度上减轻了胃酸对胃黏膜的刺激作用。

2. 干饲料组大鼠胃黏膜表面 pH 值较流质饲料组增高，酸性降低（$P<0.01$），有利于胃黏膜屏障修复和防御功能。

3. 胃体部腺管长度检测及黏膜壁细胞计数结果显示：干饲料组大鼠胃黏膜腺管总长度、腺管腺部长度、表面上皮长度均较流质饲料组有所增长，但无显著性差异（$P>0.05$），提示对慢性胃炎大鼠喂饲一定时间的干饲料有利于慢性胃炎的康复。

干饲料组大鼠壁细胞数高于流质饲料组（$P<0.01$），提示干饲料有利于减轻攻击因子对胃黏膜的刺激作用，促进慢性胃炎的康复。

三、讨论

目前医学界对慢性胃炎患者普遍医嘱：宜营养丰富、结构合理、易消化的软食及流质饮食，不宜生、冷、硬和有刺激性的食物。另一方面，近代中医的胃抵抗疗法则主张：戒除一切肉类及溶化、流动之物，及粥糜、牛奶、鸡蛋、肉汁等，而食坚硬之蔬菜、鲜果，服取筋多难化者，以抵抗肠胃，使自发力，以复其自然本能。慢性胃炎患者的饮食调理对其治疗、康复甚至于预防复发，都具有十分重要的意义。故需要研究不同形态饮食（固体饮食和流质饮食）对胃的养生价值。

中医脏腑生理认为，胃肠“更满更虚”运动是人体气机升降、五脏安定的重要因素。《灵枢·平人绝谷》说：“平人胃满则肠虚，肠满则胃虚，更满更虚，故气得上下，五脏安定，血脉和利，精神乃居。”胃主受纳水谷，“其气降则顺”；脾主运化水谷，“其气升则安”。胃肠“更满更虚”交替运动，是脾升胃降“气得上下”功能的基础，也是使胃本身健康的基础。经上述幽门结扎实验证实，对慢性胃炎大鼠给予干饲料和流质饲料，两组动物的胃液量虽无明显差异（$P>0.05$），但干饲料组大鼠胃液 pH 值却显著增高，使酸性降低（$P<0.05$），减轻了对胃黏膜的刺激作用，溃疡面积也较流质饲料组显著减少（$P<0.01$）。干饲料组大鼠胃黏膜表面的 pH 值也较流质饲料组有所增高，使酸性降低（$P<0.01$），有利于胃黏膜屏障修复和防御功能。观察组织结构变化时发现：与流质饲料组比较，干饲料组腺管总长度、腺管腺部长度、表面上皮长度均增长，壁细胞数增多（$P<0.01$），这些变化更有利于减轻攻击因子对胃黏膜的刺激作用，从而抑制了炎症的发展。

在临床中主张食用粗糙的固体食物为主的固体饮食，以促进胃运动，增加胃供血，改善胃营养，有利于慢性胃炎病人的康复。本实验结果进一步提示，用现代科学技术揭示“脾主运化、胃主受纳”及胃肠“更满更虚”交替运动的中医理论内涵有宽广的临床应用前景。这是一种独特的饮食疗法，充分体现了“三分治七分养”的养生价值。

[原载于《中国药业》杂志 2005 年第 14 卷 6 期，重庆市卫生局资助课题（渝卫 2002-24 号）]

温中健脾法对慢性胃炎胃黏膜修复作用临床观察

慢性胃炎是由不同病因所致的一种胃黏膜慢性炎症，年龄越大，发病率越高，与HP感染、自身免疫缺乏、胃酸等有密切关系。1978年WHO将慢性胃炎中重度不典型增生和非完全结肠化生列为胃癌前状态，目前医学界公认若不能有效地控制其胃癌前病变，将严重危害人类的身体健康，故慢性胃炎，尤其慢性胃炎的诊治已成为当前研究的热点。目前，西医治疗上意在清除HP，用药较单一，副作用较大，疗效并不理想。临床以温中健脾为主立法，应用益胃康胶囊治疗慢性胃炎取得较好疗效。现总结报告如下：

一、资料与方法

1. 临床资料

全部病人均为重庆市中医院门诊和病房病人。证属脾胃虚寒兼血瘀证型。采用随机对照法将67例分设治疗组和对照组进行临床观察治疗。治疗组42例，男性24例，女性18例；年龄21～40岁10例，40～60岁32例；病程在2～10年37例，11～20年5例；伴腺体萎缩6例，伴肠化生3例，伴异型增生2例。对照组25例，男性13例，女性12例；年龄21～40岁5例，40～60岁20例；病程在2～10年21例，11～20年以上4例；伴腺体萎缩5例，伴肠化生4例，伴异型增生2例。两组患者性别、年龄、病程的比较无统计学意义（$P>0.05$），具有可比性。

2. 诊断标准

（1）慢性胃炎均符合文献诊断标准，胃镜检查观察符合浅表性胃炎诊断标准及分级标准，组织学分级标准符合2000年中华医学会消化病学分会在井冈山举行慢性胃炎研讨会共识意见，胃镜检查和病理检查均为中度以上患者。

（2）中医辨证诊断标准中医证型诊断参照2002年《中药新药临床研究指导原则》中的“中药新药治疗胃脘痛的临床研究指导原则”，证属脾胃虚寒兼血瘀证型。主症和次症分级标准分为轻、中、重3级。主症：①轻度：胃脘胀满或胀或刺痛轻微，时作时止，不影响工作及休息，胃部偶有喜按喜暖，大便稀溏，1～2次/天，偶尔食后加重；②中度：胃脘胀满或胀或刺痛可忍受，发作频繁，影响工作及休息，胃部偶有喜按喜暖，大便稀溏，2～3次/天，有时食后加重；③重度：胃脘胀满或胀或刺痛难忍，持续不止，常需服药缓解，胃部常喜按喜暖，大便稀溏，每日4次以上，经常食后加重。次症：①轻度：食量减少1/4，活动较多感气短，不问不答，偶有呕吐清水，口稍淡；②中度：食量减少1/3，活动稍多感气短，问多答少，有时呕吐清水，口淡饮食乏味；③重度：食量减少1/2，未活动也感气短，不愿答言，经常呕吐清水，口淡不欲饮食。舌淡或淡紫，苔白，或舌下脉络迂曲，脉沉细。

3. 给药方法

治疗组予益胃康胶囊（由黄芪30 g、白芍30 g、生姜6 g、丹参15 g、九香虫6 g、大枣10 g、甘草6 g组成，重庆市中医院药剂科制成胶囊）4粒/次（0.5克/粒），3次/天，用饴糖煎水服药；对照组予温胃舒胶囊（合肥神鹿双鹤药业有限公司生产），4粒/次，

3 次/天。两组均观察 2 个月，观察期间停用有关药物。

4. 观察指标

①中医症状参照 2002 年《中药新药临床研究指导原则》中的“中药新药治疗胃脘痛的临床研究指导原则”，将主症按正常、轻度、中度、重度分别记 0、2、4、6 分，次症按正常、轻度、中度、重度分别记 0、1、2、3 分。②胃镜观察胃黏膜分度积分变化。③胃黏膜病理组织学分级积分变化。

5. 疗效评定标准

参照 2002 年《中药新药临床研究指导原则》中的“中药新药治疗胃脘痛的临床研究指导原则”，临床症状、体征消失，复查胃镜、病理组织学检查证实黏膜慢性炎症明显好转，减轻 2 个级度或达轻度，为临床痊愈；临床症状、体征基本消失，复查胃镜、病理组织学检查证实黏膜慢性炎症明显好转，减轻 1 个级度或达轻度，为显效；主要症状、体征明显减轻，复查胃镜、病理组织学检查证实黏膜慢性炎症明显好转，减轻 1 个级度或达中度，为有效；达不到上述有效标准，或恶化者，为无效。

6. 统计学方法

计数资料用 χ^2 检验，计量资料用 t 检验，数据以（$\bar{x} \pm s$）表示，采用 SPSS10.0 统计软件。

二、结果

两组治疗前后临床疗效比较，治疗组总有效率为 95.2%，对照组总有效率为 80%，两组差异有统计学意义，治疗组疗效明显优于对照组。

两组治疗前后症状总积分改善情况比较、主症积分改善情况比较、胃镜改善情况比较，两者差异有统计学意义，治疗组治疗后疗效优于治疗前，治疗后治疗组疗效明显优于对照组。

三、讨论

慢性胃炎属中医“痞证”“胃脘痛”的范畴。正如《素问·举痛论》云：“寒邪客于胃肠之间，膜原之下，血不得散，小络引急，故痛。”《东垣试效方》中还有“夫心胃痛皆因劳逸过甚，饮食失节，中气不足，寒邪乘虚而入客之，卒然而作大痛”的表述。因此可见，脾胃虚寒为胃脘痛或痞证的主要证型，温中健脾法在治疗胃脘痛中占有极为重要的地位。《金匮要略》明确提出“虚劳里急，诸不足，黄芪建中汤主之”。黄芪建中汤是温中健脾法典型的代表方剂，是千百年来用于治疗胃脘痛或痞证脾胃虚寒型的传统有效方剂。历代医家运用黄芪建中汤治疗胃脘痛中脾胃虚寒型，对胃脘胀满或胀痛不适、大便稀溏、饮食减少、气短、乏力等临床症状有肯定的治疗效果。

中医认为，慢性胃炎的病因病机多为素体脾胃阳虚，脾阳不振，加之外邪乘虚相袭（诸如内伤饮食、过食生冷，或寒邪犯胃等），日久不愈，内伤七情，在这些因素的反复影响下，中焦虚寒，脾胃功能受损，导致胃气不和，胃黏膜损伤。久则胃气虚弱，由胃及脾，脾胃气虚，中阳不振，寒凝血瘀，形成久病入络、久病血瘀的病理状态，脉络失于温养，致使胃黏膜进一步损伤，甚则腺体萎缩、肠化、异型增生。主要病机是本虚标实、虚实夹杂，故以温中健脾、行气止痛、活血化瘀为治法。自拟益胃康胶囊，方中黄芪和饴糖益气健脾，温补脾胃，白芍缓急止痛，以治里有虚寒而致的腹中急痛；佐以丹参活血化瘀，生姜温中散寒和胃，甘草与白芍相配有和里缓急、安中止痛的功能。诸药合用共奏温中健脾、行气止痛、活血化瘀之功。

益胃康胶囊和温胃舒胶囊均以温中健脾为主立法。温胃舒胶囊兼有温补肾阳之功，主要针对脾肾阳虚的患者。而益胃康胶囊兼有行气止痛、活血化瘀之功，主要针对脾胃虚寒兼瘀血的患者，经临床研究及现代药理研究证实其以温中健脾为主立法，选用黄芪建中汤配以行气药和活血药，更有利于减轻慢性胃炎患者的临床症状和改善胃黏膜炎症，有促进胃黏膜修复的作用。

现代药理研究表明，黄芪建中汤具有抑制溃疡病人的胃酸分泌，使溃疡病人的高酸状态降为正常或基本正常，而且能降低胃蛋白酶活性，调节血清胃泌素，对溃疡病有直接治疗作用。芍药、甘草可镇痛、抗菌及解除胃肠痉挛；甘草对溃疡有明显的抑制作用，甘草之甘草次酸对胃黏膜有保护作用；大枣含蛋白质、多种氨基酸、各种维生素及多种微量元素，具有强壮作用；配以丹参能扩张血管、改善血行及促进坏死细胞修复，即具有“补血、生肌、长肉”之功。

针对脾胃虚寒兼瘀血病因病机，应用中医辨病与辨证相结合，治疗上以温中健脾为主兼行气活血。药理研究证明，健脾药可增强机体免疫功能，增加胃黏膜的保护因子和抗病能力，防止溃疡病的复发；配以行气和胃之药，可增强疗效，缓解胃肠平滑肌痉挛，增加胃动力，促进胃肠排空和消化吸收。药理研究证明，温热药可扩血管，改善局部血循环，配活血化瘀药可改善胃黏膜微循环障碍，保证充足的血液供应，促进炎性物质的吸收，有利于胃黏膜的修复。益胃康胶囊有利于减轻慢性胃炎患者的临床症状和改善胃黏膜炎症，促进胃黏膜修复，疗效确切，使用安全，无毒副作用，具有开发和推广价值。

[原载于《时珍国医国药》杂志2007年第18卷11期，重庆市卫生局资助课题（渝卫2002-22号）]

中医辨证治疗癌性腹泻体会

癌性腹泻是指恶性肿瘤引起的腹泻，多见于大肠癌，亦可见于其他消化道恶性肿瘤及其他癌肿，主要临床表现为排便水分及排便次数的异常增多，每日排便量超过 200 g，或每日液状大便超过 300 mL，或排便次数频繁，超过 2~3 次，或夹有黏冻样物或便血，可出现腹痛，严重或不可控制的腹泻的主要危害有脱水、电解质紊乱和肾功能不全而使病情恶化，是引起癌症患者恶病质的主要原因之一。

中医学认为，癌性腹泻主要与邪毒内蕴、脾胃虚弱、脾肾阳虚、湿毒内侵诸因素有关。癌性腹泻的病因病机不同，其临床症状各异。根据发病机理及中医辨病辨证特点，积极采用中西医结合及单纯中医中药辨证治疗，有助于缓解患者的症状，提高生活质量。笔者在临床实践中总结常见证型及辨证治疗如下：

一、分型论治

1. 脾胃虚弱证

病程日久，正气受损，脾胃虚弱，或长期服用化学药物导致脾胃更加虚弱，运化无力，升降失常，清浊不分，而出现泄泻。临床表现为神疲乏力，胃纳欠佳，大便每日 5~6 次，质稀薄，夹不消化物，伴腹胀或隐痛，舌质淡，苔薄白，脉细。治以益气健脾止泻。方选参苓白术散加减：党参 12 g，炒白术 9 g，茯苓 12 g，薏苡仁 30 g，山药 30 g，白扁豆 15 g，莲子肉 9 g，木香 12 g，鸡内金 12 g，谷芽、麦芽各 30 g。精神萎顿，自汗不止者加炙麻黄 15 g；夜寐欠佳者加合欢皮 30 g；大便水泻不止者加诃子 9 g、石榴皮 9 g。

2. 癌毒内侵证

正气既虚，癌毒较盛，复因化疗及饮食失当，以致湿浊外侵，引起脾胃运化障碍，乃发为泄泻。湿毒化热伤络则便血，临床表现为腹胀，腹痛即泻，里急后重，大便黄褐秽臭，夹有黏冻物或血液，肛门灼热，伴发热，食欲不振，恶心呕吐，小便黄赤短少，舌质红，苔黄腻，脉弦等。治以清热利湿。方选葛根芩连汤加减：葛根 30 g，黄芩 12 g，黄连 6 g，茯苓 15 g，白芍 15 g，防风 12 g，姜半夏 12 g，竹茹 18 g，炒麦芽 30 g，滑石 15 g，甘草 6 g。腹胀明显者加木香 9 g；胃纳欠佳，舌苔厚腻者加苍术 9 g、厚朴 6 g；大便色黑或夹有暗红色血者加生地榆 30 g、侧柏叶 12 g。

3. 脾肾阳虚证

脾为后天之本，肾为先天之本，久病及肾，脾肾阳虚，清浊不分则泄泻不止，失于温煦则遇寒腹泻加重。临床表现为泄泻多在黎明之前，腹部作痛，肠鸣即泻，大便清稀或水样，伴形寒肢冷，腰膝酸软，胃纳欠佳，苔薄白，脉沉细。治以温补脾肾，固涩止泻。方选真人养脏汤加减：党参 12 g，炒白术 9 g，诃子 12 g，肉豆蔻 9 g，杭白芍 12 g，补骨脂 12 g，五味子 9 g，木香 9 g，炙鸡内金 12 g。畏寒肢冷明显者加制附片 6 g（先煎）；腰酸、耳鸣者加续断 12 g、菟丝子 9 g；食后作胀，木香加至 12 g。

4. 肝郁脾虚证

肿瘤患者情志不畅，肝气不调，复因化疗而伤脾胃，肝本乘土，气机逆乱，升降失司，发为泄泻。临床表现为因抑郁恼怒或情绪紧张之时，发生肠鸣则腹痛，痛即欲泻，泻后痛不减伴有情志不畅，嗳气频作，焦虑不安，食欲不振等。治以舒肝行气，健脾止泻。方选痛泻要方加减：陈皮 10 g，白术 15 g，白芍 15 g，防风 12 g，茯苓 15 g，香附 12 g，柴胡 10 g，甘草 6 g。大便夹不消化物者加炒麦芽 30 g。

二、典型案例

宋某，女性，48 岁，农民，2008 年 4 月 18 日就诊，结肠癌术后半年肝转移术后 1 个月。于 1 年前因大便性状改变半年、便血半月，在当地医院作纤维结肠镜，经活检确诊为结肠癌，于 2007 年 10 月 20 日作手术切除治疗，术后作化疗 2 个周期（药物不详），未放疗。2 个月前出现右肋隐痛，在当地医院作 CT 确诊结肠癌肝转移，于 2008 年 3 月 4 日在当地医院作手术治疗，术后精神萎靡，纳差便溏，每日 4~5 次，口服易蒙停腹泻减轻，停药后腹泻加重，故今日来重庆市中医院肿瘤科要求服中药治疗。刻诊：右上腹隐隐胀痛，纳差食少，大便稀溏，每日 4~5 次，四肢乏力，打呃，舌暗红，苔薄白，脉弦细，舌下脉络迂曲。平素喜食辛辣之品。西医诊断为结肠癌肝转移术后化疗后。中医诊断为肠覃；辨证属癌犯结肠，毒窜于肝，肝郁血瘀，脾虚失运。治宜益气健脾，疏肝化瘀，解毒抗癌。方予参苓白术散加味：党参 30 g，白术 20 g，茯苓 20 g，薏苡仁 30 g，山药 30 g，扁豆 15 g，莲子肉 9 g，柴胡 12 g，赤芍、白芍各 12 g，郁金 12 g，砂仁 12 g（后下），谷、麦芽各 30 g，白花蛇舌草 30 g，甘草 6 g。每日 1 剂，水煎分服连服 3 剂。

4 月 22 日二诊，药后大便仍稀溏，次数减少，每日 2~3 次，纳差食少，仍感右上腹胀痛，继以原方加延胡索 15 g、红藤 30 g，继服 5 剂。

4 月 28 日三诊，药后右上腹胀痛基本消失，纳食稍增加，大便变软成形，每日 2 ~ 3 次，继以原方去柴胡、赤芍、白芍，另加神曲 15 g、鸡内金 15 g。再服 5 剂，上症明显好转，继以香砂六君子汤调理善后，诸症消失。

按：此案例以腹泻纳差、右上腹隐隐胀痛为主症，乃因癌犯结肠，肝郁血瘀，脾胃虚弱所致。患者平素喜食辛辣之品，损伤脾胃，湿邪积聚，湿瘀互结，日久化热，热毒内生，下注于肠而致肠覃，毒窜于肝，加之性情急躁，肝郁气滞，故右上腹隐隐胀痛；脾虚失运则见纳差便溏；舌暗红，脉弦细，舌下脉络迂曲乃气滞血瘀之象。投以参苓白术散以益气健脾，配以柴胡疏肝理气，白芍柔肝，郁金行气化瘀，赤芍活血化瘀，白花蛇舌草清热解毒抗癌，后又加延胡索以行气止痛，红藤增加清热解毒力量，最后以香砂六君子汤调理善后，药证相符，诸症消失。

（原载于《中国中医急症杂志》2005 年 7 月第 14 卷第 7 期）

放射性肺炎中医分期辨证论治

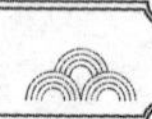

放射性肺炎是肺癌、食管癌和乳腺癌等胸部肿瘤放射治疗后常见且危害较大的并发症，多由于大剂量、大面积照射引起，其发生率为 29.6%～50.3%，表现为急性放射性肺炎和肺纤维化。放射性肺炎临床表现为刺激性咳嗽、气急、高热、胸闷，严重影响患者的生活质量。西医治疗本病主要采用抗菌素、激素以及抗凝血及抗组胺制剂等治疗，虽有一定疗效，但不良反应较大，因此不宜作预防性给药或长期使用。中医学认为本病属于“肺痿”范畴，《金匮要略·肺痿肺痈咳嗽上气病脉证治》云：“热在上焦者，因咳为肺痿，肺痿之病，从何得之？师曰：或从汗出，或从呕吐，或从消渴，小便利数，或从便难，又被快药下利，重亡津液，故得之。”因此肺痿发病是各种原因导致津液流失，肺津不足，肺叶失于濡润而致。中医学认为放射线属热毒之邪，热灼肺津，肺失濡润，肺失宣降，津血不行则痰浊血瘀内生，致痰热内蕴，瘀血内阻，从而出现咳喘气促、呼吸困难，甚至紫绀等呼吸道症状。因此本病属本虚标实，热毒伤阴、痰瘀内阻是其基本病机，治疗时根据不同阶段采取解毒、滋阴、祛痰、化瘀等治法，在未发病时也可以积极地预防，兹予简要讨论。

一、预防期——清热解毒，滋阴润肺，未病先防

中医学认为“肺为娇脏，不耐寒热”，放射线乃毒热之邪，属“壮火”，是致病关键因素，热毒内盛，最易伤阴耗气。在放射治疗开始时，诸症未现，常拟清热解毒、滋阴润肺之法，未病先防。此时患者可以表现为干咳少痰或无痰，胸痛，气短，咽痛，口渴喜冷饮，舌质红、苔黄或黄腻，脉滑数等肺实热证。治疗当以清热解毒为主，常选用如五味消毒饮、白虎汤、千金苇茎汤之类加减。若患者出现干咳，无痰或少痰，口干喜饮，或伴低热，便干，舌红少苔缺津，脉细数等肺阴亏虚证时，当在清热解毒的同时辅以滋阴润肺之法，方选沙参麦冬汤、清燥救肺汤加减。

二、放射性肺炎急性期——益肺健脾，清肺化痰，已病速治

放射性肺炎急性期，多见于放射治疗1~3个月后。中医学认为肿瘤患者素体脾虚，加之放疗损伤，病程迁延，咳嗽反复发作，致肺气虚弱，伤及脾胃，脾为生痰之源，肺为储痰之器，日久热毒和痰火内郁，导致痰热郁肺，属本虚标实，治疗常为“标本兼治”，重在治肺脾，治以益肺健脾，清肺化痰，已病速治。此时患者多表现为恶寒发热，咯黄稠痰，咳甚胸痛，口干欲饮，舌红，苔薄黄或黄腻，脉滑数等痰热壅肺证。治以清肺化痰，方用清金化痰汤、千金苇茎汤加减。若患者出现胃脘痞满，纳差呕恶，肢软乏力，大便稀溏等气虚表现，当辅以补气之品，益肺健脾，祛湿化瘀，以四君子汤合二陈汤加味治疗。

三、放射性肺纤维化形成期——益气活血，祛痰通络，既病防变

急性放射性肺炎虽经过积极治疗，此时炎症逐渐吸收、消散，逐渐形成不同程度的进行性血管硬化及肺实质的纤维变，即进入肺纤维化形成期，多见于放射后 4～6 月。中医学认为，此时肺脏遭受放射线照射损害，宣降失常，痰湿蕴肺，加之病程渐长，病久入络，气虚血瘀，阻于肺络，故痰瘀互结，胶固难化，这也成为慢性肺纤维化临床疗效欠佳的原因之一。治疗重在调理肺脏气血，恢复肺脏的宣降，改善患者的肺功能，提高患者的生活质量。治法为益气活血，祛痰通络。气虚血瘀为主的患者多表现为干咳少痰，面色晦暗或口唇发绀，胸闷或刺痛，甚至气促喘累，倦怠乏力，舌暗有瘀点或瘀斑、脉涩。治宜益气活血，化瘀通络。常以补阳还五汤加减。痰瘀郁肺为主的患者临床表现多为咳嗽咯痰，痰黏不容易咯出，苔黄，脉滑。治宜祛痰止咳，以二陈汤加减。痰瘀互结者，当化痰逐瘀，治以血府逐瘀汤加二陈汤加减治疗。

四、肺纤维化期——补益肺肾，扶正固本，瘥后防复

放射性肺纤维化形成期经过治疗后已稳定，即进入肺纤维化期。一般认为，肺纤维化开始于照射 6 个月后并逐渐加重， 1 年后达到最严重的程度。此时炎症逐渐吸收、消散，形成不同程度的进行性血管硬化及肺实质的纤维病变。中医学认为，在本病反复迁延过程中，虽然病位在肺，但肺常损及肾，故常表现为肺肾两虚。治疗上常用“金水相生”方法，需肺肾同治，才能达到病

情稳定的目的。此时患者主要表现为咳嗽无力，咯痰不爽，气短喘促，动则尤甚，舌淡，苔白，脉沉细。治疗宜补益肺肾，扶正固本。若以肺脏气阴虚为主，重在治肺，拟益气养阴，补益肺肾，选生脉散、补肺汤加减，若患者久病，肺病及肾，肾不纳气，重在治肾，拟补肾固本，偏肾阴虚，选用左归丸，偏肾阳虚，选用右归丸。

五、典型病例

徐某，女性，63岁，因确诊为小细胞肺癌化疗后，于2013年2月20日在重庆市中医院肿瘤科住院接受伽玛刀放射性治疗，放疗4周后出现阵发性咳嗽、气紧、胸闷、夜间不能入睡，经抗炎对症治疗未见好转，胸部X线片提示双肺放射野相应部位有密度较高、模糊片状阴影，间质充血水肿，未见块影及肿大淋巴结，诊断为放射性肺炎。西医先后采用头孢西丁和地塞米松抗感染及对症治疗1周未见好转，咳嗽逐渐加重，干咳少痰，声音嘶哑，再次来重庆市中医院诊治。刻诊：患者表情痛苦，形体消瘦，声音嘶哑，刺激性干咳，少痰，口干喜饮，伴低热，纳差，大便干结，舌红少苔少津，脉细数。中医辨证为热毒灼肺、肺阴亏损，治宜滋阴润肺、清热解毒、化痰止咳为主。投以沙参麦冬汤加味：北沙参30 g，麦冬15 g，玉竹15 g，石斛15 g，火麻仁30 g，猫爪草15 g，瓜蒌仁15 g，大黄5 g（后下），桔梗10 g，知母15 g，银柴胡15 g，百合15 g，白花蛇舌草30 g，甘草6 g。每日1剂，水煎3次，分3次温服。3剂后大便通畅，每日一行，咳嗽气紧明显减轻，痰少而黏稠，夜间基本能入睡，精神食欲转佳。效不更方，在原方基础上去大黄，加鱼腥草15 g、竹茹15 g，连服10剂，咳嗽及自觉症状全部消失，胸部X线片示双肺除纹理稍粗外其他一切正常，随访 1 个月未见复发。

六、结语

中医治疗放射性肺炎有着独特优势，预防期首先清热解毒，润肺生津，未病先防，能明显降低放射性肺炎的发生率；放射性肺炎急性期重视益肺健脾，清肺化痰，已病速治，迅速有效控制放射性肺炎的发展；放射性肺纤维化形成期治以祛痰止咳、活血通络之法，既病防变，调理脾肺气血，恢复肺脏的宣降功能，改善患者的肺功能；肺纤维化期重视补益肺肾，扶正固本，瘥后防复，取得长期疗效，促进疾病恢复，提高患者的生活质量，充分体现了中医“未病先防，既病防变”的原则，也是中医辨证治疗的特色所在。临床上肿瘤患者病情复杂，同时合并其他疾病，故在治疗时准确辨证，分清主次，注意兼夹证的灵活处理，探索多种治疗方法，才能取得较好疗效。

（原载于《中国中医急症杂志》2014 年 12 月底 23 卷第 12 期）

肺癌禁忌

肺癌又称原发性支气管肺癌，是源于支气管黏膜和肺泡壁的恶性肿瘤。中医认为本病的发生主要是由于正气虚损，邪毒犯肺，肺失宣降，壅结为痰，痰瘀互结，而形成肿块，以咳嗽、痰中带血、胸痛、气急、发热，或伴消瘦、疲乏等为主要临床表现的疾病。肺癌发病率居我国肿瘤发病率的前两位，发病年龄多在40岁以上，男性高于女性。在证候表现上常有瘀阻肺络、痰湿蕴肺、肺脾气虚、肺肾阴虚及气阴两虚之别。

肺癌属于正虚邪实、邪盛正衰的一类疾病。肺癌的辨证，主要辨明虚证或实证或虚实夹杂，所以治疗的基本原则是扶正祛邪，攻补兼施。初期邪盛正虚不明显，当先攻之，瘀阻肺络治以行气活血、散瘀消结，方选血府逐瘀汤加减；痰湿蕴肺治以健脾燥湿、行气化痰，方选二陈汤合瓜蒌薤白半夏汤加减；中期虚实夹杂宜攻补兼施，肺脾气虚治以益肺健脾、化痰消结，方选六君子汤加减；晚期正气大伤，当以补为主、扶正培本以抗邪气，肺肾阴虚治以补肾益肺，方选沙参麦冬汤加减；气阴两虚治以益气养阴，方选生脉散合百合固金汤加减。

一、辨证禁忌

1. 忌将肺癌正虚误辨为肺癌邪实

肺癌为恶性肿瘤，病情险恶，明辨邪正盛衰，有利于了解病情的轻重和把握疾病的预后。患者临床症状较明显，而形体尚丰，一般情况良好，体力、生活、饮食尚未受到影响，此为邪气盛而正气充，为正盛邪实之象；如患病病程较长，或伴肿瘤广泛转移，一般情况较差，消瘦体弱、乏力、食少、卧床不起，多为邪毒内盛而正气已虚，是邪实正虚之象。

2. 将肺癌虚证误辨为肺癌实证

肺癌的发生大多被认为是正气虚损，邪毒内结所致。应辨明病变属虚属实。肺癌是全身性疾病，而肺部的肿块是全身的一个局部表现，因虚致病，因虚致实；虚为病之本，实为病之标。肺癌的虚证应该首先辨正虚为阴虚、气虚、气阴两虚或阴阳两虚；再辨明虚在何脏，是在肺、脾、肾，或是数脏俱虚。实证不外乎气滞、痰凝、血瘀、毒聚或几种病理变化兼而有之。

3. 忌将其他病症误认为肺癌

临床上很多疾病症状表现为咳嗽、咯痰、喘息、咯血、胸痛、发热，易被误认为是肺癌，很容易混淆，应注意鉴别，应仔细询问，认真辨证，结合影像、支气管镜、病理、生化等现代医学检查，切忌将其他病症误为肺癌，从而造成误治。

肺痨（肺结核）、肺痈（化脓性肺炎）、肺胀（肺心病）等病症均有不同程度的咳嗽、咯血、胸痛、发热等症状，特别注意与肺癌相鉴别。

忌将肺痨的干咳少痰、咯血、潮热盗汗等症状，误认为肺癌的刺激性咳嗽、咯痰带血、发热；忌将肺痈的咳吐大量脓臭痰，痰中可带血，误认为肺癌黄稠痰与血相兼；忌将肺胀慢性咳嗽、咯痰、喘息、胸部胀满等症状，误认为肺癌咳嗽、咯血、胸痛、发热、气急、消瘦。

二、治法禁忌

1. 谨慎使用活血化瘀法

活血化瘀法主要用于气滞血瘀所形成的肿物或临床表现有血瘀证者，是治疗肺癌的主要法则之一，适用于肺癌气滞血瘀，痹阻于肺证。临床表现为咳嗽不畅，胸闷气憋，胸痛有定处，如锥如刺，痰血黯红，口唇紫黯，舌质黯或有瘀点、瘀斑，苔薄，脉细弦或细涩。但临床上出现咯血量大或咯血不止伴患者体弱衰竭，谨慎使用活血化瘀法，必须考虑到配合养血止血法，目的在于化瘀而不耗血，止血而不留瘀。

此外，使用活血化瘀法对于孕妇和月经过多、崩漏、血证的患者，应禁用和慎用，以免加重出血。

2. 忌单用化痰散结法

肺癌以咳嗽、咯痰、痰中带血、胸痛为主要临床表现，主要病机为邪毒犯肺，肺失宣降，壅结为痰，痰瘀互结，而形成肿块，故化痰散结法是治疗肺癌的主要治法。痰之为病，多在脾虚的基础上产生，同时伴有乏力、纳差、腹泻等脾虚症状，故在临床上忌单用化痰散结法，应与健脾渗湿药和理气药配伍使用。脾健则湿化，痰无所生，气机顺畅，则痰易消散。所谓“见痰休治痰”“善治痰者，不治痰而治气”。

3. 忌单用扶正培本法或祛邪法

扶正培本法主要是针对正虚体质，根据主要病变脏腑而分别采用补气、补血、补阴、补阳的治法；祛邪主要针对邪实为主的病变，采用理气、除湿、化痰散结、活血化瘀、清热解毒等治法。肺癌属本虚标实证，治疗的基本原则是扶正祛邪，攻补兼施。忌单用扶正培本法或祛邪法，要结合病史、病程、四诊及实验室检查等临床资料，综合分析，辨证施治，做到“治实当顾虚，补虚勿忘实”。

4. 忌不辨证候滥用治疗肺癌的中成药

治疗肺癌的中成药品种较多，疗效较好，但必须仔细明辨证候，选用对证成药，方才可获效。若证候不对应，也应禁忌。

三、分证论忌

1. 瘀阻肺络证

主症：咳嗽不畅，或有痰血，胸闷气憋，胸胁胀痛，痛有定处，如锥如刺。

兼次症：痰血黯红，唇甲紫黯，或见颈部及胸壁青筋显露。

舌脉象：舌质黯或有瘀点、瘀斑，苔薄，脉细弦或细涩。

本证型设忌的要点在于强调“瘀阻肺络”的病机特点。肺络瘀阻，络脉受阻，肺气不宣，但此“瘀”非“气滞血瘀”，更不是“瘀热”。如果临床一见瘀状就一概施“活血”，则错了。症状表现中的咳嗽不畅，或有痰血，胸闷气憋，胸胁胀痛，痛有定处，如锥如刺，脉细弦或细涩等，都很容易被医者和患者误为气滞血瘀而活血化瘀叠进，或误解瘀热而清热活血，从而导致病情加重。

此外，本证型有明显的痰血黯红，唇甲紫黯，或见颈部及胸壁青筋显露，酷似瘀血阻于颈部及胸壁，易被误为情志郁结，气机不利，气滞血瘀，误用疏肝理气、活血化瘀之剂。当今年老体弱久病者，常见次症，应注意禁忌。

治法禁忌：温补肾阳、滋补肾阴。

方剂禁忌：桂附地黄汤（丸）、右归饮、左归饮、还少丹、六味地黄汤（丸）、知柏地黄汤（丸）、杞菊地黄汤（丸）等。

药物禁忌：附子、肉桂、菟丝子、仙茅、淫羊藿、巴戟天、鹿茸、肉苁蓉、熟地黄等。

必要时配伍百合、山药、石斛、麦冬，也可少量暂用。

凡肺癌早期、中期，肺癌术后、化疗后和放疗后，甚至肺癌靶向治疗后，纵隔肿瘤，均可参照此证型论忌。

2. 痰湿蕴肺证

主症：咳嗽咯痰，气憋，痰质稠黏，痰白或黄白相兼，胸闷胸痛。

兼次症：兼脾虚者见痰白量多、纳呆便溏、神疲乏力。

舌脉象：舌质淡，苔白腻，脉滑。

本证型设忌的要点在于强调“痰湿蕴肺”的病机特点。痰浊壅肺，肺失肃降，气机不利，但此“痰”非“风痰”，更不是“痰热”。如果临床一见痰状就一概施“化痰”，则错了。症状表现中的咳嗽咯痰，气憋，痰质稠黏，痰白或黄白相兼，胸闷，脉滑等，都很容易被医者和患者误为风痰而祛风豁痰，或误解痰热而清热化痰。

此外，本证型有明显的痰白量多、纳呆便溏、神疲乏力，酷似肺脾两虚所致，误用益肺健脾之剂。或本证型有明显的胸部闷胀、气促、双下肢水肿，酷似脾肾两虚，水湿内停者，易误用健脾益肾之剂。当今年老体弱久病者，常见次症，应注意禁忌。

治法禁忌：滋补肝肾、敛肺固涩。

方剂禁忌：补肺阿胶汤、八珍汤、桂枝汤、九味羌活丸等。

药物禁忌：人参、党参、熟地黄、罂粟壳、五味子、诃子等。

必要时配伍陈皮、半夏、桔梗、茯苓，也可在其他处方中少量暂用。

凡肺癌早期、中期，肺癌术后、化疗后和放疗后，甚至肺癌靶向治疗后，纵隔肿瘤，均可参照此证型论忌。

3. 肺肾阴虚证

主症： 干咳无痰或少痰，甚则不易咯出，胸闷气短，声音嘶哑，潮热盗汗，午后颧红。

兼次症： 兼阴虚内热，损伤脉络者则见痰中带血；热盛津伤者则见心烦口渴、大便干结、小便短少。

舌脉象： 舌质红，少津，舌苔薄黄或光剥或无苔，脉细数或数大无力。

本证型设忌的要点在于强调“肺肾阴虚”的病机特点。肺肾阴虚，不足之证也有热，但此“热”非“实热”，更不是“湿热”。如果临床一见热状就一概施“清”，则错了。症状表现中的干咳无痰或少痰，甚则不易咯出，胸闷气短，声音嘶哑，心烦口渴、大便干结，脉细数或数大无力等，都很容易被医者和患者误为实热而苦寒叠进，或误解湿热而清热燥湿。

此外，本证型有明显的心烦口渴、大便干结、小便短少，酷似阳明实证，热盛津伤者，误用苦寒泻热之剂。当今年老体弱久病者，常见次症，应注意禁忌。

治法禁忌： 温补肾阳、辛温解表。

方剂禁忌： 桂附地黄丸（汤）、右归饮、菟丝子丸、麻黄汤、还少丹、九味羌活丸等。

药物禁忌： 麻黄、桂枝、制附片、细辛、荆芥、防风、羌活、附子、干姜、肉桂、菟丝子、仙茅、淫羊藿、巴戟天、鹿茸等。

必要时配伍百合、山药、石斛、麦冬、天冬、沙参，也可少量暂用。

凡肺癌早期、中期，肺癌术后、化疗后和放疗后，甚至肺癌靶向治疗后，纵隔肿瘤，均可参照此证型论忌。

4. 气阴两虚证

主症：咳嗽痰少，或痰稀，咳声低弱，气短喘促，自汗或盗汗。

兼次症：偏气虚明显者则见面色皖白、神疲乏力、形体消瘦、恶风、夜尿频；偏阴虚明显者则见口干口渴、大便干结、小便短少。

舌脉象：舌质红或淡，脉细弱。

本证型设忌的要点在于强调“气阴两虚”的病机特点。肺气虚弱，气机不利，肺阴亏虚，肺失滋润，属于虚证，但此“虚”非“脾虚”，更不是“肾虚”。如果临床一见虚状就一概施“补”，则错了。症状表现中的咳嗽痰少，或痰稀，咳声低弱，气短喘促，夜尿频，脉细弱等，都很容易被医者和患者误为脾虚而温补叠进，或误解肾虚而温肾壮阳。

此外，本证型有明显的面色皖白、神疲乏力、形体消瘦，酷似气血两虚者，误为劳倦所伤，脾胃气虚，误用益气养血。或本证型有明显的口干口渴、大便干结、小便短少，酷似阴虚内热者，误用滋阴清热之剂。当今年老体弱久病者，常见次症，应注意禁忌。

治法禁忌：清热解毒、疏风散寒。

方剂禁忌：银翘散、麻黄汤、桂枝汤、清金化痰汤等。

药物禁忌：金银花、菊花、石膏、黄柏、黄连、荆芥、防风、羌活、独活、麻黄、桂枝等。

必要时配伍百合、山药、石斛、麦冬，也可少量暂用。

凡肺癌早期、中期，肺癌术后、化疗后和放疗后，甚至肺癌靶向治疗后，纵隔肿瘤，均可参照此证型论忌。

5. 肺脾气虚证

主症：气短自汗，咳嗽痰多，咯痰稀薄，肢软疲乏，大便稀溏。

兼次症：形体消瘦，纳呆腹胀，口渴喜温饮。

舌脉象：舌淡有齿痕，舌苔白腻，脉象沉。

本证型设忌的要点在于强调“肺脾气虚”的病机特点，肺脾气虚，属于虚证，但此“虚”非“阴虚”，更不是“阳虚”。如果临床一见虚状就一概施“补”，则错了。症状表现中的气短自汗，形体消瘦，纳呆腹胀，口渴喜温饮，脉沉弱等，都很容易被医者和患者误为阴虚而滋阴，或误解阳虚而温补肾阳。

此外，本证型有明显的肢软疲乏，形体消瘦，纳呆腹胀，大便稀溏，酷似脾虚失运，中焦气滞，误用益气健脾，理气开胃之剂。当今年老体弱久病者，常见次症，应注意禁忌。

治法禁忌：清热泻下、疏风散寒。

方剂禁忌：银翘散、泻白散、清金化痰汤、承气汤、麻黄汤等。

药物禁忌：金银花、菊花、石膏、黄柏、黄连、大黄、葶苈子、苦杏仁、紫苏子、麻黄等。

必要时配伍党参、白术、黄芪、百合、山药，也可少量暂用。

凡肺癌早期、中期，肺癌术后、化疗后和放疗后，甚至肺癌靶向治疗后，纵隔肿瘤，均可参照此证型论忌。

四、生活禁忌

1. 饮食方面，养成良好的饮食习惯，宜少食或不食辛辣、腌制、烧烤、卤制、油炸食品以及生痰动火之物，戒烟。

2. 护理方面，治疗期间应注意休息，不可过多运动，可做适当的室内及户外活动，应避免疲劳，改变生活环境，保持室内的空气清新，经常开窗通风，衣服或被褥要冷暖适度，防止受凉。

3. 生活起居应有规律，保养精气，劳逸结合，加强锻炼，增强机体抗病能力，避免致癌因素如有毒气体和油烟等的长期刺激。

4. 平素宜心情开朗，克服精神上和情绪上的紧张，做好为实现生活目标而承受治疗的心理准备；如能树立战胜癌症的信心，其机体的免疫状况均能得到提高，有利于提高生活质量和延长生命。

（原载于《中医禁忌学》，2017 年，科学出版社）

中医外治四联梯级疗法治疗癌性疼痛的探讨与应用

癌性疼痛简称癌痛，是指肿瘤细胞通过浸润、扩散、转移或压迫有关组织及恶性肿瘤治疗过程中出现的疼痛，是中晚期恶性肿瘤患者最常见且极为痛苦的症状之一。在恶性肿瘤患者中，有40%~50%的患者会出现疼痛。疼痛可出现于恶性肿瘤各个时期，约1/4新诊断的恶性肿瘤患者、1/3正在接受治疗的患者及3/4晚期肿瘤患者均伴有不同程度的疼痛。疼痛已被列为人类的第五大生命体征，如果癌痛不能被及时有效地控制，患者不仅会感到极度不适，而且可能出现或加重乏力、失眠、食欲减退、焦虑、抑郁等症状，严重影响日常活动、自理能力及个人生活质量。因此积极有效地控制癌性疼痛是医务人员的职责义务。西医认为癌痛的产生主要与肿瘤压迫，肿瘤细胞侵犯血管、神经、内脏等，及治疗肿瘤采取的手术、放化疗等治疗方式有关。治疗当以综合治疗为原则，应当根据患者病情及身体状况，制定恰当的止痛方案，及时、有效、持续地控制疼痛，预防和控制药物的不良反应。治疗方法主要有病因治疗、药物治疗和非药物治疗，目前临床中多以WHO提出的三阶梯药物止痛疗法镇痛治疗。虽然此方法止痛迅速，疗效确切，患者满意度高、依从性较高，但仍未能理想地控制所有癌痛。同时因其会产生不同程度的胃肠道反应、成瘾性等不良反应，进而给患者带来了一些次生伤害，使得止痛效果欠佳。近年来，中医药联合西医治疗癌性疼痛的疗效已得到临床证实，中药在调节人体平衡、减轻不良反应、协同发挥药物疗效等方面有不可忽视的作用。为提高癌性疼痛的治疗效果，改善患者的生活质量，笔者参照癌痛三阶梯止痛疗法提出了中医外治分级治疗癌性疼痛的诊疗思维，现分析总结如下：

一、中医病因病机及理法方药

1. 中医认识

中医将癌性疼痛归属于“痛证”范畴论述，称其为“癌瘤痛”，指瘤毒侵犯经络组织或瘤块阻滞经络气血，导致机体某部位的疼痛，常见于积、瘤、石、瘕、乳岩、石疽、脏毒病候。古代虽无癌痛之名，但有许多类似的描述，如《内经》“大骨枯槁，大肉陷下，胸中气满，喘息不便，内痛引肩项”与肺癌骨转移疼痛极其相似。《千金要方》“食噎者，食无多少，惟胸中苦塞，常痛不得喘息”，说明食管癌多以进食困难为主，其疼痛多以胸部闷塞为主。而《证治要诀》“脾积在胃脘，大如覆杯，痞塞不通，背痛心痛”描述了胃癌疼痛表现。《肘后备急方》“治瘗暴症，腹中有物如石，痛如刺，昼夜啼呼，不治之，百日死”更指出腹部肿瘤引发的疼痛如不治疗的严重后果。

2. 病因病机及治疗原则

临床各家对癌痛的病因病机各有认识，但总的病因不外乎六淫邪毒、饮食不节、情志内伤、正气亏虚。病机可概括为：①不通则痛：多为外感六淫、七情内伤导致气、血、痰、热毒等相互搏结形成肿块，引起疼痛，这种疼痛为实邪阻滞不通所致，故又称“实痛”。②不荣则痛：多因疾病日久，正气耗伤，脾胃功能受损，气血亏虚，脏腑、经络失于濡养，故发疼痛，亦称“虚痛”，正如《素问·举痛论》云，“脉泣而血虚，血虚则痛”。

有学者不满足于常规的病因病机，根据中医通路理论提出癌性疼痛的“三不”病机理论，即“不通”“不平”“不荣”，丰富了癌痛的病机理论。“不通”即不畅通，指气血津液或食道、气道出现阻塞，“不通则痛，不通则废”；“不平”即脏腑、阴阳失衡，气血逆乱等病理状态，“不平则乱，不平则逆”；“不荣”即气血阴阳亏虚及脏腑、组织、器官的功能不足，“不荣则痛，不荣则萎”。《医宗必读·积聚》载：“积之所成，正气不足，而后邪气踞之。”

综上可知气血亏虚、脏腑失调是癌痛发病的内因，气血不通、痰湿瘀毒内聚是病机之关键，病位在脏腑经络，病性属本虚标实，本虚为主。治疗当以扶正祛邪、调气和血为主，根据气血阴阳的不同、寒热虚实加减变化使用。

3. 辨证论治

辨证论治是中医治病的根本。一般癌症早期多实证，中期虚实夹杂，晚期以虚证为主。治疗当辨证论治、标本兼顾、攻补兼施。临证中可酌加白花蛇舌草、半枝莲、山慈菇、龙葵等抗癌抑瘤之品。

目前对癌痛的病因病机认识基本一致，但辨证分型尚未统一。主要证型有热毒蕴结、肝郁气滞、气滞血瘀、痰湿内蕴、气血亏虚、阳虚寒凝和阴虚内热，治法以清热解毒、活血化瘀、行气通络、清热祛湿、补益气血、温经散寒等治法为主。陈皎皎等认为癌性疼痛主要辨证为气阴两虚、气虚血瘀、肝郁气滞、寒邪凝滞、痰瘀互结五型，可以采用沙参麦冬汤、四君子汤合血府逐瘀汤、逍遥散及膈下逐瘀汤类、当归四逆汤及理中汤类、鳖甲煎丸及半夏厚朴汤等经方辨证治疗。有学者将辨病及辨证结合提出治疗癌性疼痛可以根据疼痛出现的不同时期、病理状态结合六经辨证治疗，丰富了癌痛的治疗方法。

中药内服治疗癌痛疗效显著而持久，副作用小，但因煎煮过程繁琐，药物苦涩、起效较慢，个体差异大，可重复性差等，同时内服对于吞咽功能丧失者、拒药不受者及暴发疼痛者有一定的局限性，导致部分患者依从性较差，临床应用受限。而外治法直接作用于局部，安全有效，简单实用，可仍存在不少问题。主要有①多数外治法中药种类单一，由于病情反复及个体差异等原因，导致治疗周期较长、治疗效果差强人意。②多数研究病例数目较少，诊断标准、使用药物、疗效判定不统一。③单纯采取中药外敷、酊剂涂擦等方法，药物渗透性差，机体吸收少，不能达到有效的治疗作用，同时长时间外敷、涂擦，可能出现过敏、皮炎、色素沉着等。④多数外治法为临床研究，缺少对药物药理的研究。因此制定安全有效、统一规范的外治方法是亟待解决的问题。

二、中医外治四联梯级分级治疗法癌性疼痛的探索及应用

外治法是运用药物、物理方法、手术或者使用一定的器械等，直接作用于体表某部位或病变部位而达到治疗目的的一种方法。参照西医三阶梯药物止痛疗法，胡师认为中医外治法治疗癌性疼痛亦应分级治疗，不能笼统地采用某一种方法。根据疼痛NRS评分，可将癌性疼痛分为轻度、中度、重度和极重度四级，采用中医综合外治四联梯级疗法分别治疗并获疗效。具体治疗方法如下：

1. 单一疗法：止痛酊涂擦，适用于轻度疼痛（NRS 评分为 1～3 分）

酊剂涂擦指将中药制成膜剂或用适当的溶剂浸泡，取药液涂抹患处以达到治疗作用的方法。此法起效较快、药力较持久。有学者用活血化瘀药物制成酊剂联合奥斯康定治疗晚期癌痛患者，结果表明联合应用中药酊剂涂擦治疗癌性疼痛，其止痛效果明显优于单用奥斯康定。根据临床经验，采用自拟止痛酊（由重庆市中医院药剂科制备）治疗轻度疼痛，患者初获疗效。止痛酊由乳香、莪术、川芎、冰片等行气活血通络药物组成。方中乳香、莪术为君，乳香性温味辛苦，能行气活血、止痛生肌，莪术性平味苦，破血止痛，两药合用可增强止痛之功。川芎为臣，性温味辛苦，可加强君药行气活血、散瘀止痛之效。使以芳香之冰片，起到促进吸收的作用。全方共奏行气活血、散瘀止痛之功。操作为每次取适量酊剂涂擦疼痛部位，每日 2 次。

验案：李某，中年女性患者，2018 年 12 月因左肺腺癌术后 2 月余伤口疼痛首次就诊，就诊时诉左侧术区伤口疼痛，伤口愈合良好，周围无红肿，轻压痛，疼痛评分 2 分，予以止痛酊涂擦，每日 2 次，2 周后随访，疼痛明显缓解。

2. 二联疗法：止痛酊涂擦联合微波治疗，适用于中度疼痛（NRS 评分为 4～6 分）

微波治疗疾病主要是通过热效应和生物效应来实现的。其止痛主要是通过将能量集中照射于肿瘤组织，使局部温度在短时间内迅速升高，既可直接杀死肿瘤细胞，亦可减轻肿瘤组织周围水肿、局部炎症及神经刺激而实现。有学者为解决癌痛治疗中的“痛与控”问题，采用微波联合止痛药物治疗，明显缓解患者疼痛症状，减轻止痛药物剂量、强度及人体依赖性。根据透皮给药理论，采用酊剂涂擦后再予微波（HYJ-Ⅲ型）治疗，每次20分钟，既发挥了微波的治疗作用，又增强了药物的渗透作用，加强止痛酊行气活血、通络止痛之功，临证中用于治疗中度癌性疼痛效果较好。

验案：肖某，老年女性患者，因检查发现左乳占位，穿刺活检提示左乳腺癌，CT检查提示右侧胸膜下结节，考虑转移。因患者年老，体质弱，不能耐受手术，长期口服中药治疗。患者右侧胸部持续性疼痛，疼痛评分4分，住院期间予以双氯芬酸钠缓释胶囊（75 mg/次，每日2次）止痛，同时给予止痛酊涂擦后联合微波治疗。治疗2周后患者疼痛评分为2分，口服双氯芬酸钠改为每日1次。

3. 三联疗法：止痛酊涂擦联合微波治疗后，再予电针治疗，适用于重度疼痛（NRS评分为7～9分）

早在《内经》中即有针刺治病的相关描述。针刺以经络理论为指导思想，通过经络、腧穴的传导作用，发挥通经脉、调气血，进而发挥调整脏腑阴阳气血平衡的作用，故有行气通络止痛之功。电针是临床最常见的针刺方法，针刺得气后选择适宜的波形及电流，持续有效地刺激穴位，可起到舒经通络、改善局部循环的作用。止痛酊联合微波治疗后，再予电针治疗，止痛效果更佳。临证时治疗重度癌性疼痛以曲池、足三里、内关为主穴，结合胸痛配肺俞，胃脘痛配脾俞、胃俞，腹痛配三阴交，腰痛配肾俞，头痛配太阳穴等辨证取穴，每日1次，每次20分钟。

验案：罗某，前列腺癌伴腰椎转移，长期腰骶部及双下肢疼痛，行走困难，疼痛评分7分。患者每月输注唑来膦酸抗骨质破坏及对症止痛治疗，平素口服盐酸羟考酮缓释片（20 mg/次，q12h）联合双氯芬酸钠缓释胶囊（75 mg/次，每日1次），疼痛尚能控制。2018 年 3 月于肿瘤科住院期间，加用止痛酊涂擦（每日 2 次）后立即予以 HYJ 微波（20 分/次）治疗，治疗结束后针刺曲池、足三里、内关及肾俞、环跳、血海、三阴交等穴后接低频脉冲电流，留针 20 分钟，治疗 1 周后疼痛稍有缓解，2 周后停用双氯芬酸钠缓释胶囊。

4. 四联疗法：止痛酊涂擦联合微波、电针治疗后再予隔物灸治疗

灸法是通过艾叶产生的热效应刺激体表穴位或特定部位，激发人体气的活动来调整生理生化功能，从而达到防病治病作用的一种治疗方法。隔物灸是现代临床应用较广泛的灸法之一，是将一定的药物研成细末，以适量的溶剂调和成特定大小的药饼，药饼衬隔于艾柱（条）与皮肤之间，放在相应的穴位或患处，借助艾条的温性作用，激发人体的免疫调节机制，达到调和气血、舒通经络的作用，常见的有隔姜灸、隔附子饼灸等。采用丁香、肉桂制成药饼，进行隔物灸，联合止痛酊涂擦联合微波、电针三联外治法治疗极重度癌痛，疗效较明显。

丁香性温味辛，辛能发散，故可行气止痛，肉桂为大辛大热之品，功善散寒止痛，二者合用止痛效果剧增。临床中以局部取穴为主，结合辨证配合远端选穴，主要取穴为神阙、中脘及双侧足三里、血海、三阴交等。胡师认为，极重度癌痛患者多虚多寒，故采用丁香、肉桂辛温之药结合艾叶温通之性达到调气和血而止痛的作用。

验案：周某，女，65 岁，子宫内膜癌术后伴腰骶部疼痛。患者术前骨扫描提示全身多处骨转移，术后行 2 个周期化疗、25 次放疗，并每月行双膦酸盐抗骨转移治疗，疼痛控制欠佳。2018 年 1 月于肿瘤科住院期间，口服盐酸羟考酮缓释片（40 mg/次，

q12h），每日爆发痛 3 次，需使用吗啡注射液止痛。为缓解患者疼痛症状，予止痛酊涂擦（每日 2 次）后立即予 HYJ 微波（20 分/次）治疗，再予针刺曲池、足三里、内关及肾俞、环跳、血海、三阴交等穴后接低频脉冲电流，留针 20 分钟，然后艾灸神阙、中脘及双侧足三里、血海、三阴交，每日 20 分钟。患者每日爆发痛次数逐渐减少，1 周后未再出现爆发痛。

三、结语

目前西医治疗癌痛以三阶梯药物止痛为主。虽然[illegible]公认的治疗方法，但有研究发现约 76.4% 的癌痛患者[illegible]果不满意。中医学以其独特的理论体系，采用[illegible]针灸等方法治疗，均获得了较满意疗效，并[illegible]临床应用中药内服治疗癌痛较局限，而外治[illegible]的优势，操作简便，易于接受，效果显著，正如《医[illegible]》言，“用膏贴之，闭塞其气，使药性从毛孔而入其腠理，通经贯络，在皮肤筋骨之间，或提而出之，或攻而散之，较服药尤捷”。目前外治法研究方案多单一，且多以临床疗效观察为主，缺乏统一的标准。胡师经过多年临床总结和探索，提出按疼痛评分确定疼痛的分级程度，根据疼痛分级程度采用不同的外治法综合治疗，为临床治疗癌痛提供了新思路。此方法疗效显著，操作方便，值得临床应用推广。

[原载于《中国中医急症》杂志 2021 年第 30 卷 1 期，重庆市社会事业与民生保障项目科技创新专项任务（cstc2017shmsA130059）]

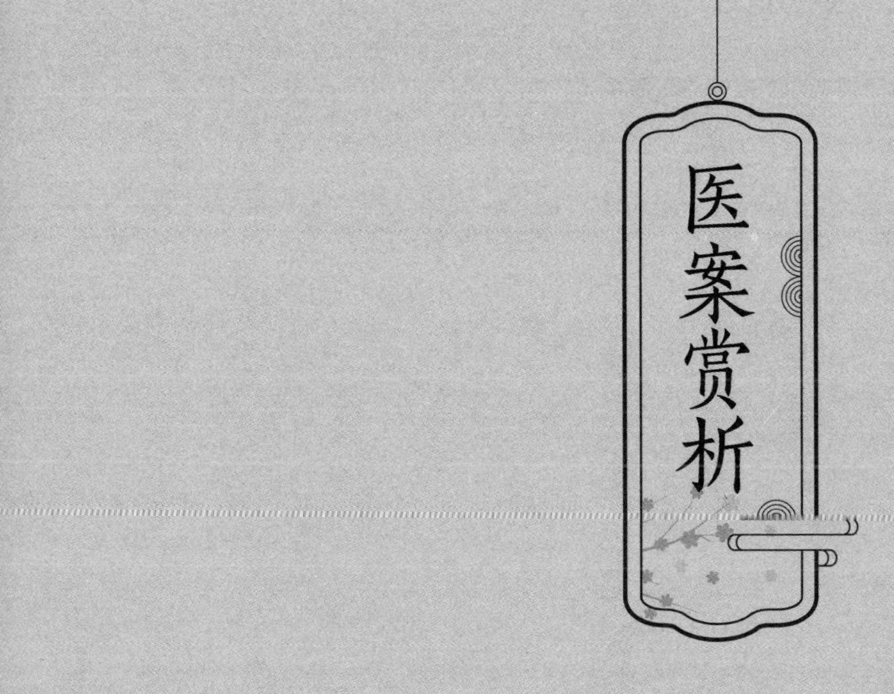

医案赏析

肺癌医案一

患者陈某，男，47 岁，于 2016 年 9 月 7 日初诊。

主诉：确诊肺癌 5 个月，咳嗽加重 3 天。

现病史：患者 5 个月前无明显诱因出现咳嗽，以干咳为主，咳嗽频繁，自服感冒药后，咳嗽无缓解，遂到外院就诊。胸部 CT 检查提示：右肺占位病变，侵犯右侧胸膜，考虑为肺癌。进一步行纤支镜检查取活检，病理诊断为右肺小细胞肺癌。患者先后行 3 次化疗，出现轻微胃肠道反应，经对症治疗后好转，未见明显骨髓抑制反应。3 天前患者无明显诱因出现咳嗽、咯痰加重，为进一步治疗，前来就诊。

四诊摘要：咳嗽，咯白色黏稠痰液，动则喘累明显，胸脘胀闷，气短乏力，纳食差，夜寐尚可，二便调，舌质淡，苔薄白，边有齿痕，舌下络脉迂曲，脉沉细。

西医诊断：右肺小细胞肺癌伴右侧胸膜转移化疗后。

中医诊断：肺癌。

中医辨证：癌犯于肺，肺脾气虚，痰瘀互结。

治法：健脾益肺，化痰祛瘀，解毒抗癌。

方药：加味六君子汤加减。

黄芪 15 g，太子参 15 g，白术 15 g，茯苓 15 g，法半夏 12 g，陈皮 12 g，桔梗 12 g，山药 15 g，金荞麦 15 g，女贞子 15 g，莪

术 15 g，鱼鳅串 15 g，白花蛇舌草 15 g，紫苏子 15 g，石见穿 15 g，甘草 6 g。

服法：水煎温服，每日 1 剂，每日 3 次，共 5 剂。

2016 年 10 月 9 日二诊：患者咳嗽、喘累、胸闷、乏力症状较前减轻，可爬楼梯上二楼，纳食较差，夜寐尚可，二便调，舌脉同前。继以原方加神曲 15 g、瓜蒌皮 15 g，水煎温服，每日 1 剂，每日 3 次，共 7 剂。

2016 年 10 月 25 日三诊：患者咳嗽、喘累明显减轻，可爬楼梯上五楼，食纳转香，夜寐尚可，二便调，舌边齿痕变浅、减少，脉和缓有力。继以原方去紫苏子，加蜈蚣 2 条，水煎温服，每日 1 剂，每日 3 次，共 7 剂。

2016 年 11 月 10 日四诊：患者咳嗽、喘累明显缓解，生活自理，纳食可，心情愉悦，在原方基础上随症加减，并嘱患者避风寒、畅情志、慎起居、节饮食，每至冬令以膏方调养。一直复诊至今，病情未反复。

按：本案以咳嗽、咯痰、活动后喘累、胸闷、气短乏力为主要表现，辨证为癌犯于肺，肺脾气虚，痰瘀互结证。患者长期吸烟，且每日量大，热灼津液，阴液内耗，致肺阴不足，气随阴亏，肺脏受损，日久子病及母，肺脾气虚，则宗气必虚，失去贯心脉、行呼吸和气血的功能，则痰浊、瘀血内蕴。肺为储痰之器，脾为生痰之源，加之烟毒之气内蕴，羁留肺窍，阻塞气道，导致痰瘀凝结，形成瘤块。正如《素问·奇病论》曰“病胁下满，气逆，……病名曰息积”，《济生方》曰“息贲之状，在右胁下，大如覆杯，喘息奔溢，是为肺积”，以上这些描述与肺癌的主要临床表现有类似之处。清代顾松园言“烟为辛热之魁”，患者长期吸烟，烟毒之邪首先侵犯肺脏，致肺失宣降，故出现咳嗽、咯痰、胸闷；日久导致肺脾气虚，故出现气短乏力、活动后喘累、纳食差；舌质淡，苔薄白，边有齿痕，脉沉细，均为气虚之象，舌下络脉迂曲为血瘀之征。故以六君子汤健脾益气、化痰和中，黄芪、山药、女贞子益气补肺，顾护后天之本，莪术活血化瘀、散结消肿，鱼鳅串健脾开胃，紫苏子降气化痰、止咳平喘，配以金荞麦祛湿化痰，石见穿、白花蛇舌草解毒抗癌，桔梗载药上行，药证相符，随症加减，而获良效。

（胡陵静主诊　彭爽整理）

肺癌医案二

患者陈某，男，68岁，于2022年6月15日初诊。

主诉：反复咳嗽、气促10年余，确诊右肺癌4个月。

现病史：患者10年余前反复出现咳嗽、气促，诊断为“慢性阻塞性肺病”，4个月前因头晕于外院就诊，发现颅内占位，行手术切除，术后病理符合腺癌转移，进一步完善胸腹CT检查后诊断为右肺腺癌伴肺内、纵隔淋巴结、骨、左肾上腺、颅内转移，基因检测未见突变，拟进一步治疗。

四诊摘要：神疲乏力，咳嗽咳痰，为白色泡沫痰，活动后稍气喘，阵性头晕，右胸廓区隐痛，影响夜间休息，饮食欠佳，大便稍稀溏，1～2次/日，小便正常。舌质暗，苔薄，舌下脉络迂曲，脉沉。

西医诊断：右肺腺癌伴肺内、纵隔淋巴结、骨、左肾上腺、颅内转移Ⅳ期。

中医诊断：肺癌。

中医辨证：肺脾两虚，气虚血瘀，癌犯于肺。

治法：健脾益肺，益气化瘀，解毒抗癌。

方药：六君子汤合血府逐瘀汤加减。

南沙参30 g，白术15 g，茯苓30 g，法半夏15 g，陈皮15 g，川芎15 g，枳壳15 g，赤芍15 g，柴胡10 g，桔梗15 g，炒鸡内金 30 g，建曲 30 g，天麻 10 g，石菖蒲 15 g，白芷 15 g，红景天 20 g，川贝母 4 g，蜜款冬花 15 g，骨碎补 15 g，续断 15 g，炒露蜂房 15 g，黄芪 30 g，甘草片 6g。

服法：水煎温服，每日 1 剂，每日 3 次，共 3 剂。

2022 年 6 月 21 日二诊：服药后自觉乏力减轻，食欲较前好转，头晕症状有明显减轻，右胸疼痛较前有所减轻，夜间睡眠好转。患者于 6 月 20 日行“替雷丽珠+培美曲塞+顺铂”方案化疗，化疗后食欲较前又稍变差。效不更方，前方去石菖蒲、白芷，再加杜仲 30 g、杏仁 10 g，每日 1 剂，每日 3 次，共 7 剂。

2022 年 7 月 5 日三诊：服前方后患者精神状态较前有明显改善，乏力减轻，咳嗽咳痰减轻，右胸疼痛减轻，夜间休息较前明显好转，大便稀溏改善，舌暗较前改善，舌下脉络迂曲减轻，苔薄白，脉沉。辨证精准，效不更方，守原方去川芎、赤芍，加蜈蚣 1 条、红豆杉 6 g，水煎温服，每日 1 剂，每日 3 次，共 10 剂。

按：老年肺癌患者多因肺、脾、肾亏虚，正气不足，邪毒内聚于肺而发生癌变，总属本虚标实之证。肺主气，朝百脉，宗气积于胸中，故肺失于宣发肃降，则肺气郁阻，津液输布不利，壅结为痰，气机不畅，血滞为瘀；脾为气血生化之源，脾气虚则气血不足，因虚致瘀。该患者初诊症见神疲乏力，咳嗽咳痰，右胸隐痛，纳欠佳，便溏，结合舌脉，为典型气虚血瘀之表现，此处气虚为肺脾气虚，故投以六君子汤合血府逐瘀汤加减。脾为生痰之源，肺为贮痰之器，六君子汤同治肺脾；血府逐瘀汤具有活血化瘀、行气止痛功效，主治胸中瘀血证；二方合用，既体现肺脾同治，扶助正气，又兼顾化瘀祛邪，标本兼顾。再酌加鸡内金、建曲消食化积，固护脾胃功能，石菖蒲开窍化湿，白芷疏风止痛，红景天补肺益气，款冬花润肺止咳，川贝母清热化痰，黄芪补气托中，骨碎补、续断强筋壮骨。辨证精准，理法方药一致，故获良效。

（胡陵静主诊　何苗整理）

肺癌医案三

患者补某，女，76岁，于2015年6月30日初诊。

主诉：右肺鳞癌伽玛刀治疗后3年，间断干咳半年。

现病史：3年前患者在社区体检时胸片检查发现右肺阴影，随后到外院行胸部CT检查，提示右下肺有一直径约2 cm的软组织密度影，纤支镜检查病检示右肺鳞癌，未进行放化疗。观察3个月后，患者到另一家医院查胸部CT，发现病灶较前增大，遂行伽玛刀放疗1个疗程。2年前患者扪及左颈部有包块，较固定，在重庆市中医院诊治，行颈部淋巴结穿刺活检，病理见灶性细胞不典型增生，考虑淋巴结转移，给予EP方案化疗两次，化疗后左颈部包块逐渐缩小至不能扪及，复查胸部CT，提示病灶较前无明显变化。半年前患者复查胸部CT，提示病情稳定，但间断干咳。为求进一步治疗，前来就诊。

四诊摘要：间断干咳，咯少量白色黏稠痰液，活动后稍有喘累，口干，纳差，夜寐差，大便干结，舌质红，无苔，脉沉细。

西医诊断：右肺鳞癌伴左颈部淋巴结转移伽玛刀放化疗后。

中医诊断：肺癌。

中医辨证：气阴两虚，癌毒内蕴。

治法：益气养阴，解毒抗癌。

方药：沙参麦冬汤加减。

北沙参 15 g，麦冬 15 g，玉竹 15 g，天花粉 15 g，桑叶 15 g，黄芪 30 g，桔梗 15 g，金荞麦 15 g，女贞子 15 g，瓜蒌皮 15 g，白花蛇舌草 30 g，紫苏子 15 g，远志 15 g，鸡内金 15 g，红豆杉 3 g，甘草 6 g。

服法：水煎温服，每日 1 剂，每日 3 次，共 7 剂。

2015 年 7 月 15 日二诊：患者干咳、喘累较前减轻，可长距离步行、爬坡，纳食较差，夜寐欠佳，二便调，舌淡红，少苔，脉同前。继以原方加夜交藤 30 g、酸枣仁 30 g、六神曲 15 g。水煎温服，每日 1 剂，每日 3 次，共 7 剂。

2015 年 8 月 7 日三诊：患者干咳、喘累、口干明显减轻，食纳转香，夜寐转佳，二便调，舌淡红，苔薄白，脉和缓有力。继以原方去紫苏子，加土鳖虫 10 g。水煎温服，每日 1 剂，每日 3 次，共 7 剂。

2015 年 8 月 31 日四诊：患者纳食增加，夜寐好转，心情愉悦，微咳嗽，咯少许白色痰，在原方基础上随症加减，并嘱患者避风寒、畅情志、慎起居、节饮食。患者一直复诊至今，病情未反复。

按：本案以咳嗽、咯痰、活动后稍喘累、口干纳差为主要表现，辨证为气阴两虚、癌毒内蕴证。正如《素问·奇病论》曰“病胁下满，气逆，……病名曰息积”，《济生方》曰“息贲之状，在右胁下，大如覆杯，喘息奔溢，是为肺积”，以上描述与肺癌的主要临床表现有类似之处。患者年老体衰，患慢性肺部疾患，肺气耗损而不足，日久宗气必虚，失去贯心脉、行呼吸、和气血的功能，故出现神疲乏力、气短喘累；患者行伽玛刀放疗后，射线热毒之邪灼伤津液，致阴津亏虚，故出现口干、大便干结；肺失宣降，津液输布障碍，聚而成痰，出现咳嗽、咯痰；舌质红，无苔，脉沉细，均为气阴两虚之象。故以沙参麦冬汤加减益气养阴、解毒抗癌，北沙参、黄芪益气补肺，麦冬、玉竹养阴生津、润肺止咳，天花粉、瓜蒌皮化痰散结、利气宽胸，桑叶轻宣上焦之热，紫苏子降气化痰、止咳平喘，远志养心安神，鸡内金消食化积，配以金荞麦、红豆杉、白花蛇舌草解毒抗癌，桔梗载药上行，药证相符，随症加减，而获良效。

（胡陵静主诊　彭爽整理）

食管癌医案

患者易某，男，64 岁，于 2022 年 1 月 14 日初诊。

主诉： 自觉咽部异物感 2 个月，食管癌术后 1 周。

现病史： 2 个月前患者自觉咽部异物感，未予以重视，未行系统诊治。后逐渐出现进食不顺，遂于 2022 年 1 月 7 日于当地西医院行胃镜检查，提示食管癌（食管鳞状上皮高级别上皮内病变），于西医院行手术治疗。术后患者及患者家属为寻求中医治疗，于重庆市中医院门诊就诊。

四诊摘要： 进食哽咽不顺，进食硬食时明显，自觉咽部异物感，胸中痞满不适，腹胀，口干口苦；纳眠欠佳，大便干结，小便正常；舌质红，苔白腻，脉滑数。既往长期饮酒，喜进烫食。

西医诊断： 食管癌。

中医诊断： 噎膈。

中医辨证： 脾胃虚弱，痰瘀互结。

治法： 益气健脾，行气化痰，化瘀抗癌。

方药： 四君子汤合启膈散加减。

茯苓 15 g，盐泽泻 12 g，甘草 9 g，桂枝 6 g，法半夏 12 g，赤芍 12 g，白术 9 g，南沙参 30 g，丹参 9 g，川贝母 12 g，郁金 12 g，砂仁 12 g（后下），姜厚朴 15 g，桔梗 15 g，皂角刺 15 g，石斛 12 g，紫苏梗 12 g，焦六神曲 15 g。

服法：水煎温服，每日 1 剂，每日 3 次，共 5 剂。

2022 年 1 月 20 日二诊：患者自觉进食较前顺畅，咽中异物感减轻，腹胀明显减轻，但仍感口干、口苦，原方去厚朴，加用黄连 12 g，水煎温服，每日 1 剂，每日 3 次，共 7 剂。

2022 年 1 月 30 日三诊：患者诉咽中异物感消失，进食基本顺畅，不影响正常生活，原方基础上去皂角刺 15 g，定期复诊，随症加减，至今病情稳定。

按：胡师指出本案患者长期酗酒，喜食烫食，日久导致脾胃虚弱。加之手术金刃损伤，易损脾胃，脾阳不升，胃阴不降，清浊相干，食道气机失衡，郁久生内热，热邪煎灼津液则为痰；痰阻气机，气机不利，痰气互结，阻塞食道，气痰瘀交阻，上窍不通，故进食不畅；下窍闭塞，输令不畅，故大便不通，腹胀，饮食差；阳虚土湿，中气不运，肺失清肃，气化失常，津液蒸腾无力，凝聚成痰，故咽中异物感；热邪伤津，胃阴亏虚，故见口干口苦。总体来说，本案患者为阳虚土衰，兼受气结、痰瘀因素影响。初诊时，胡师以茯苓、泽泻、白术、南沙参、砂仁复健脾胃；法半夏、川贝母燥湿化痰，以开上窍；郁金、厚朴行气消滞，降胃气，以通下窍；丹参、赤芍、皂角刺化瘀散结、解毒活血，以便气机舒畅；石斛滋养胃阴；六神曲健脾消食，兼祛瘀；甘草健脾益肺，调和诸药。二诊时患者感咽中异物感减轻，进食较前顺畅，但仍觉口干、口苦，乃进食增多，然脾胃无力消化，久郁中焦化热，故胡师加用黄连清除胃热。三诊时患者症状基本消失，进食较畅，说明经化瘀治疗后机体气机已畅，胃降有司，局部无痰瘀阻塞，而此时亦当谨防化瘀药物堆积伤及正气，故去皂角刺散结之力。守方继续巩固疗效，患者已基本解决吞咽梗阻、进食不畅这一难题，改善了生活质量，效果显著。

（胡陵静主诊　段彤整理）

结肠癌医案一

患者李某，女，76岁，于2019年6月10日初诊。

主诉：结肠癌术后3个月，便血半月。

现病史：3个月前因发现大便带血于外院就诊，行肠镜并病理活检示：结肠腺癌，予以手术切除治疗，定期复查及随访未见肿瘤进展。近半月来仍间断便血，血色紫黯，自服黄连素片未见好转，来重庆市中医院就诊。

四诊摘要：神疲乏力，气短下坠，食欲不佳，大便稀溏，便血紫黯，每日2次，腹部隐痛，喜热饮，失眠多梦，小便可，舌淡红，苔白，脉沉细。

辅助检查：HB 102 g/L。

西医诊断：结肠癌术后。

中医诊断：肠癌。

中医辨证：脾阳受损，中气不足，气不摄血。

治法：益气升阳，健脾养血。

方药：补中益气汤合黄土汤加减。

党参30 g，黄芪30 g，炒白术15 g，陈皮15 g，当归10 g，升麻10 g，柴胡10 g，炒六神曲15 g，制附片10 g（先煎），阿胶6 g（烊化），地榆炭15 g，白芨10 g，甘草6 g。

服法：水煎温服，每日1剂，每日3次，共5剂。

2019 年 6 月 17 日二诊：乏力气短较前好转，便血较前减少，仍失眠多梦，舌脉同前。药已切中，于原方基础上加酸枣仁 15 g，水煎温服，每日 1 剂，每日 3 次，共 5 剂。

2019 年 6 月 25 日三诊：乏力、气短、睡眠均明显好转，大便仍稀溏，偶见便血，复查血常规：HB 120g/L。继以原方去制附片和阿胶，加山药 15 g、薏苡仁 30 g，继服 5 剂。随后复诊诸症好转，大便正常，随症加减。定期复查，患者未再出现便血，肿瘤未见进展。

按：此案患者以神疲乏力、气短下坠、大便稀溏、便血紫黯、腹部隐痛、喜热饮为主要临床表现，中医辨证为脾阳受损，中气不足，气不摄血。患者术后，脾胃损伤，失于健运，中气不足，故神疲乏力，气短下坠，大便稀溏；加之常口服黄连素片，致脾胃虚寒。脾阳受损，中气不足，脾不统血，血溢肠内，致便血紫黯；中焦有寒，不能温养肠胃，气机失和，而致腹部隐痛，喜热饮；脾气虚弱，心神不宁，而见失眠多梦。治以益气升阳，健脾养血。予补中益气汤补中益气，升阳健脾，方中黄芪补气升阳，党参、白术益气健脾，增强黄芪药力，陈皮、炒六神曲理气消食，当归补血养血，柴胡、升麻提升下陷之气。再配以黄土汤健脾温中，方中制附片温脾阳而补中气，阿胶补血养血，配以白芨、地榆炭收敛止血，甘草甘温健脾，调和诸药。二诊患者脾气渐复，便血减少，失眠多梦，原方加酸枣仁养心安神。三诊患者便血消失，仍有便溏，故加山药、薏苡仁健脾利湿。药已对证，获得良效。

（胡陵静主诊　苏立、李逸蓝整理）

结肠癌医案二

患者沈某，男，76岁，于2016年12月16日初诊。

主诉：结肠癌术后5个月余，纳差、消瘦1个月。

现病史：患者5个月前无明显诱因出现间断便血，血液呈暗红色，夹杂有黏液，血便相融合，无明显腹痛、腹胀不适，无大便习惯改变，遂至外院就诊，行肠镜提示：乙状结肠新生物，并取病理活检，病检回示：结肠腺癌。进一步完善CT检查，未见远处转移，遂行乙状结肠癌根治手术，术后分期pT3N0M0 Ⅱa期。术后予以卡培他滨单药口服化疗。近1个月患者开始出现恶心欲吐、不欲饮食，食后腹胀，体重逐渐下降，自行口服护胃、促进胃肠动力等药物症状缓解不明显，为进一步中西医结合治疗前来就诊。

四诊摘要：肢软乏力，精神差，形体消瘦，纳眠差，恶心欲吐，大便稀溏，3次/日，舌淡胖，苔白，脉沉细。

西医诊断：1. 乙状结肠腺癌pT3N0M0 Ⅱa期；2. 营养不良。

中医诊断：1. 肠癌；2. 虚劳。

中医辨证：脾胃虚弱，癌毒内蕴。

治法：健脾和胃，解毒抗癌。

方药：香砂六君子汤加减。

党参30 g，黄芪30 g，焦白术15 g，茯苓15 g，砂仁15 g（后下），

木香 15 g，法半夏 15 g，神曲 30 g，鸡内金 30 g，猕猴梨 15 g，白花蛇舌草 30 g，红豆杉 6 g，甘草 6 g。

服法：水煎温服，每日 1 剂，每日 3 次，共 10 剂。

2016 年 12 月 28 日二诊：患者精神好转，纳食有所增加，仍觉乏力，大便变软，1～2 次/日，偶有腹部疼痛不适，动则汗出，舌脉同前。继以原方加元胡 15 g、糯稻根 30 g，水煎温服，每日 1 剂，每日 3 次，共 10 剂。

2017 年 1 月 12 日三诊：患者精神、纳食好转，汗出减少，夜寐尚可，大便基本成形，小便可，舌淡，苔薄白，脉细弱。继以原方去元胡，水煎温服，每日 1 剂，每日 3 次，共 14 剂。

2017 年 1 月 28 日四诊：患者精神状态可，纳食可，乏力好转，体重较前增加约 2 kg。继以原方基础上随症加减，一直复诊至今，病情未反复。

按：本案患者初起以黏液血便为主要症状，诊断肠癌明确，经手术、化疗等多种治疗后，患者脾胃受损，而百病皆由脾胃衰而致，因此患者后期出现精神萎靡、纳差食少、恶心欲吐、消瘦、乏力等虚劳的典型症状。脾胃为后天之本，气血生化之源，五脏六腑的精气均依赖脾胃的健运，脾虚失运则纳差食少；脾主四肢肌肉，脾虚气血乏源，四肢肌肉无以荣养，则形体消瘦，全身乏力；胃以通为用，胃失和降则恶心欲吐，舌淡胖，苔白，脉沉细皆为脾胃虚弱之象。故中医辨病为肠癌、虚劳，辨证为脾胃虚弱，癌毒内蕴。正如《肘后备急方》说："凡癥坚之起多以渐生，如有卒觉便牢大，自难治也，腹中癥有结节，便害饮食，转羸瘦。"《诸病源候论》说："癥者，由寒温失节，致腑脏之气虚弱。而食饮不消，聚结在内染渐生长块段，盘牢不移动者是也，……若积引岁月，人皆柴瘦，腹转大，遂致死。"治疗上以"虚则补之，损者益之”为治疗原则，投以香砂六君子汤加味，方中党参、黄芪、白术益气健脾，茯苓、砂仁、木香醒脾祛湿，神曲、鸡内金、猕猴梨消食和胃，白花蛇舌草、红豆杉解毒抗癌，甘草调和诸药。后纳食较前好转，仍觉乏力，时有腹痛，动则汗出，再投以原方加元胡行气止痛，糯稻根收敛止汗，扶正祛邪并用，故获良效。

（胡陵静主诊　周燕整理）

结肠癌病案三

高某，女，77岁，于2019年3月12日初诊。

主诉：结肠癌术后化疗后5个月，便血1周。

现病史：5个月前患者大便性状改变，腹泻与便秘交替，于外院就诊，在外院行肠镜检查并活检诊断为结肠腺癌，予以手术治疗，随后行化疗6周期，定期复查提示病情稳定。近1周来患者出现大便带血，自服云南白药效果欠佳，来肿瘤血液病科门诊就诊。

四诊摘要：患者间断头晕，乏力气短，面色萎黄，纳差食少，食后肛门坠胀欲便，大便稀溏，日3次，便后时有少许淡红色血液，睡眠可，小便正常，舌淡，苔白，脉细弱无力。

西医诊断：结肠癌术后化疗后。

中医诊断：肠癌。

中医辨证：中气不足，脾不统血。

治法：补中益气，健脾养血。

方药：补中益气汤加减。

生晒参6 g，黄芪30 g，麸炒白术15 g，茯苓15 g，陈皮15 g，当归10 g，柴胡6 g，炒鸡内金15 g，升麻15 g，血余炭15 g，仙鹤草15 g，甘草6 g。

服法：水煎温服，每日1剂，每日3次，共5剂。

2019 年 3 月 24 日二诊：患者头晕，乏力气短较前稍好转，便血量减少，唯便后有淡红色血液 3 ~ 4 滴，大便仍稀溏，每日 1 次，肛门坠胀，伴有打嗝反酸，舌脉基本如前。效不更方，继以原方加用白芨 6 g、柿蒂 15 g，水煎温服，每日 1 剂，每日 3 次，再服 5 剂。

2019 年 4 月 8 日三诊：患者乏力气短明显好转，便血消失，纳食增加，打嗝反酸减轻，仍时有腹胀，药以对证，继以原方加麸炒枳实 15 g，水煎温服，每日 1 剂，每日 3 次，继服 7 剂。嘱患者少食味酸及淀粉含量较高难以消化的食物。

10 天后患者复诊，诉饮食恢复正常，腹胀好转。随症加减再服用 7 剂，患者便血未再复发，定期复查肿瘤未复发。

按：患者因结肠癌行手术及化疗“攻伐”之后，导致机体脾胃受损，中气不足。脾虚失运，气血生化乏源，出现面色萎黄，纳差食少，大便稀溏；脾气虚弱，中气下陷，故见乏力气短，食后肛门坠胀欲便；脾不统血，气失统摄，血无所归，血无所统而溢于脉外，出现大便下血；脾气虚，则精血化生不利，清窍失养，故见头晕。《丹溪心法》云：“下血，……一久不愈者，后用温剂，必兼升举。”故予以补中益气汤加减，补中益气，健脾养血。加以茯苓健脾渗湿，鸡内金健脾消食，佐以血余炭、仙鹤草收敛止血，标本同治，以收捷效。二诊患者气短乏力较前减轻，伴有打嗝反酸，加用白芨护胃敛酸，柿蒂和胃降逆。三诊患者气短乏力明显好转，便血消失，仍感腹胀，原方加枳实宽中行气，药后腹胀好转，未再便血，病情稳定。此案从脾论治便血，脾主运化和统血，脾气足则血得摄，便血得止。

（胡陵静主诊　李逸蓝整理）

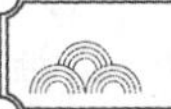

结肠癌医案四

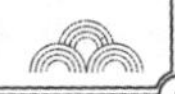

患者张某，男，57岁，于2020年4月15日初诊。

主诉：结肠癌术后4个月，面部皮疹1月余。

现病史：患者2019年12月无诱因出现腹痛、黏液便，于重庆市某三甲医院行肠镜检查，考虑结肠癌可能，遂行乙状结肠切除术+十二指肠部分切除术。术后病理提示：结肠隆起低分化腺癌，侵润肠壁全层；十二指肠中分化管状腺癌，侵润肠壁肌层。K-ras基因检测为野生型。已行化疗2疗程，化疗方案为FOLFIRI方案（伊立替康320 mg静脉滴注+亚叶酸钙0.7 g静脉滴注+氟尿嘧啶0.7 g静脉注射）联合西妥昔单抗700 mg静脉滴注。1月余前患者头面、颈部、腰背部出现大面积红色痤疮样皮疹，予莫匹罗星软膏涂擦，皮疹未缓解，故来重庆市中医院诊治。

四诊摘要：患者头面、颈腰背部呈云片痤疮样皮疹及抓挠痕，疹色鲜红，瘙痒难忍，抓破后渗出淡黄色液体，皮肤发热紧绷伴有脱屑，口干苦喜饮，纳可，夜寐不安，时有心烦，小便色黄，大便干结，2日一行。舌红绛，苔黄腻，舌下络脉迂曲，脉滑数。

西医诊断：1. 结肠癌术后化疗后；2. 药物性皮疹。

中医诊断：1. 肠覃；2. 药疹。

中医辨证：风热相搏，热瘀内蕴。

治法：疏风清热，凉血祛瘀。

方药：消风散加减。

防风 15 g，荆芥 6 g，蝉蜕 10 g，木通 6 g，当归 15 g，赤芍 15 g，牡丹皮 15 g，石膏 20 g，知母 15 g，生地黄 20 g，白鲜皮 30 g，川芎 6 g，黄芪 20 g，生甘草 6 g。

服法：水煎温服，每日 1 剂，每日 3 次，共 7 剂。

2020 年 5 月 24 日二诊：皮疹颜色鲜红转为暗淡红，瘙痒程度减轻，原有抓挠破溃处已结痂，仍诉口干苦及皮肤紧绷感，大便稀溏，一日 2 行。效不更方，在原方基础上去石膏，加茯苓 15 g。水煎温服，每日 1 剂，每日 3 次，共 7 剂。

2020 年 6 月 4 日三诊：皮疹、脱屑明显减轻，瘙痒及口干苦消失，仅剩背部少许散在皮疹及颜面皮疹处色素沉着，大便正常，仍眠差，时有心烦。为巩固治疗，续守上方加酸枣仁 15 g，再服 5 剂。后电话回访，皮疹尽数消退，睡眠改善，心情平和，皮疹未再复发，顺利完成后续化疗。

按：患者为结肠癌术后化疗后，手术和化疗大量耗伤人体正气，使其禀赋不受；《素问·生气通天论》中有“汗出见湿，乃生痤痱”“劳汗当风，寒薄为皶，郁乃痤”的描述，其意为邪毒侵袭肌肤腠理而致皮疹。中医认为化疗药物为邪毒之品，患者化疗使用西妥昔单抗后，复感药物之邪毒，导致风、热、湿邪侵袭肌肤腠理，宣发不畅，聚于肌表，则发为皮疹。患者术后、放化疗后正气亏虚，卫外不固，风邪侵袭肌肤腠理，向外不能透达，向内不能宣泄。正如《诸病源候论》曰：“风瘙痒者，是体虚受风，风入腠理与血气相搏，而俱往来，在于皮肤之间。邪气微，不能冲击为痛，故但瘙痒也。”风性轻扬、善行数变，《素问·太阴阳明论》曰：“伤于风者，上先受之”，所以患者皮疹以头面及上半身为主，其中头面皮疹甚为严重。风为百病之长，风邪致病常夹杂其他外邪，患者疹色鲜红、瘙痒剧烈、皮肤发热等都为热邪征象；而热邪内蕴，热灼津液则口干喜饮；热甚化燥则皮肤紧绷脱屑；热扰心神，故夜寐不安；风湿相搏而致皮肤津液渗流；舌红绛，苔黄腻，舌下络脉迂曲，脉滑数为热瘀蕴结之象，热毒之邪入于营血。故予消风散加减以疏风清热、凉血除湿，全方以荆芥、防风为君，疏风止痒，驱邪外达。蝉蜕疏散风热而透疹止痒；木通清心除烦、渗利湿热；赤芍、牡丹皮清热凉血俱为臣药。风邪易于化热，故用石膏、知母清热泻火；风热、风湿浸淫血脉易伤阴血，苦寒清热之药也易伤阴血，故用当归、生地黄以养血活血，滋阴润燥，既补耗伤之阴血，又增强合赤芍、牡丹皮其活血之力功效，还能制约诸药之温燥；黄芪益气固表又可扶正托毒外出；川芎活血祛风行气；白鲜皮清热燥湿，疏风止痒，皆为佐药。生甘草为使，清热解毒、调和诸药。药证相符，随症加减，而获良效。

（胡陵静主诊　李后地整理）

胰腺癌医案一

患者刘某，女，74岁，于2019年8月8日就诊。

主诉：右上腹胀痛伴身黄目黄3个月。

现病史：患者3个月前因右上腹胀痛伴身黄目黄于外院行腹部CT，提示胰腺占位，结合临床考虑胰腺恶性肿瘤，未行手术治疗，予以化疗一程（方案不详），但患者恶心呕吐、腹泻等症状明显，自觉不能耐受，故拒绝再次化疗。今来肿瘤血液病科门诊要求中药治疗。

四诊摘要：患者精神欠佳，右上腹胀痛，身黄、目黄，色晦暗，精神倦怠消瘦，纳差食少，大便溏薄，日4次，小便深黄，量少，睡眠差。舌红，苔白腻，脉细涩。

西医诊断：胰腺恶性肿瘤。

中医诊断：积聚。

中医辨证：肝郁气滞，脾虚湿困。

治法：疏肝理气，健脾利湿。

方药：柴胡疏肝散合参苓白术散加减。

柴胡15 g，芍药15 g，枳壳15 g，川芎15 g，南沙参30 g，炒白术15 g，茯苓15 g，薏苡仁30 g，茵陈30 g，鸡内金30 g，延胡索15 g，金钱草30 g，白花蛇舌草30 g。

服法：水煎温服，每日1剂，每日3次，共5剂。

2019年8月16日二诊： 患者诉右上腹胀痛较前减轻，余症状同前，舌红，苔白，脉细涩，在原方基础上加黄芪30 g，增加益气扶正之力，水煎温服，每日1剂，每日3次，继服5剂。

2019年8月23日三诊： 患者右上腹胀痛较前明显减轻，身黄、目黄较前减退，纳食增加，大便稀溏，每日2次，原方去延胡索，加芡实30 g、神曲15g健脾消食。水煎温服，每日1剂，每日3次，再服15剂。

2019年9月20日四诊： 现患者精神明显好转，身黄目黄消失，大便成形，日1次。尔后随症加减，定期复查，至今健在。

按： 金代张元素《活法机要》曰："壮人无积，虚人则有之。脾胃怯弱，气血两衰，四时有感，皆能成积。"患者为老年女性，平素性格急躁，喜食肥甘厚味，肝郁气滞，横逆犯脾，加之饮食不慎，损伤脾阳，使得脾胃虚弱，脾虚生湿，脾阳受损，寒湿阻滞，胆汁排泄受阻，泛于肌肤，则可见皮肤黄染，色泽晦暗；脾虚湿困，土虚木郁，痰湿、气滞、瘀毒之邪交阻，致使腑气或经络不通，则见右上腹胀痛；脾虚化源不足，形体失养，故见精神差、体形消瘦；痰湿中阻，纳运失常，则不思饮食；脾虚湿困，下注大肠，则见大便稀溏。结合舌脉症均为脾虚湿困，肝郁气滞之证。方选参苓白术散健脾利湿，柴胡疏肝散理气止痛，合以黄芪、鸡内金健脾，茵陈利湿退黄，白花蛇舌草清热解毒抗癌。三诊患者疼痛缓解，原方去延胡索，加芡实、神曲健脾消食，药已对证，故患者症状得以改善。

（胡陵静主诊　罗颖、廖姗姗整理）

胰腺癌医案二

患者陈某，女，83岁，于2018年7月3日初诊。

主诉：消瘦、皮肤发黄2个月，发热半月。

现病史：2个月前无明显诱因出现消瘦，全身乏力，皮肤发黄，纳差食少，未诊治，近半月出现发热，体温波动在37.5℃~38.5℃，外院急诊腹部增强CT提示胰头占位，考虑胰腺恶性肿瘤可能。患者及家属拒绝行手术及放化疗，予以抗感染、保肝、退黄等对症治疗后，发热好转出院。患者消瘦、皮肤发黄逐渐加重，进而出现两胁胀痛，故前来重庆市中医院要求中药治疗。

四诊摘要：消瘦，神倦乏力，身黄、目黄，色较鲜明，两胁胀痛，双下肢水肿，纳差食少，睡眠尚可，大便稀溏，每日2次，小便少，色深黄。舌淡红，苔黄腻，脉弦细。平素性格急躁。

辅助检查：腹部彩超提示少量腹水。

西医诊断：胰腺恶性肿瘤。

中医诊断：积聚。

中医辨证：肝郁脾虚，湿热内蕴证。

治法：疏肝健脾，清热利湿。

方药：逍遥散合茵陈五苓散加减。

柴胡15 g，香附15 g，白芍15 g，白术15 g，茯苓15 g，茵陈30 g，泽泻15 g，猪苓15 g，南沙参30 g，鸡内金30 g，白花

蛇舌草 30 g，姜厚朴 15 g，金钱草 30 g。

服法：水煎温服，每日 1 剂，每日 3 次，共 5 剂。

2018 年 7 月 10 日二诊：患者两胁胀痛较前好转，小便增加，其余症状同前。效不更方，在原方基础上加枳实 15 g、冬瓜皮 30 g，增强行气消肿之功效。水煎温服，每日 1 剂，每日 3 次，继服 5 剂。

2018 年 7 月 20 日三诊：患者诉精神明显好转，两胁胀痛基本消失，双下肢水肿减轻，皮肤及巩膜黄染较前减退，舌淡红，苔黄，脉弦细。但仍纳差不思饮食，大便稀溏。在原方基础上去泽泻、猪苓，加芡实 15 g、建曲 15 g，水煎温服，每日 1 剂，每日 3 次，再服 5 剂。

2018 年 8 月 17 日四诊：药后患者身黄、目黄较前明显减退，大便成形，纳食增加，小便增加，颜色较前清亮。复查腹部彩超提示腹水消失；根据症候调整用药，病情稳定。

按：《儒门事亲》记载："盖五积者……皆抑郁不伸而受其邪。"患者平素性格急躁，肝气郁结，木盛乘土加之患者老年高龄，脾胃受损，湿浊内生，郁久化热而致湿热蕴结，日久成毒，湿热毒三者交阻，熏蒸肝胆而见"黄疸"之象，湿重于热，故肤色亮黄；肝郁气滞，肝经循行不畅，故见两胁胀痛；脾运失司，脾阳受损，上不能输精微以养肺，下不能助肾以制水，水道失宣，故见腹水、下肢水肿；脾虚气血生化无源，故见神倦乏力、消瘦；湿浊困遏阳气，故见乏力；脾为湿困，运化失职，故可见纳差食少，大便稀溏；湿热下注，故可见小便色黄。舌脉均可提示患者肝郁脾虚，湿热内蕴。方选逍遥散疏肝健脾，茵陈五苓散利湿退黄，加用南沙参益胃生津，鸡内金消食健脾，白花蛇舌草清热解毒抗癌，厚朴、香附行气解郁，金钱草使湿热、水饮从小便而去。二诊加枳实、冬瓜皮增强行气消肿之功效，三诊加芡实、建曲健脾消食，四诊精神明显好转，身黄、目黄较前明显减退，大便成形，纳食增加，尔后随症加减，定期复查至今，病情稳定。

（胡陵静主诊　罗颖、杨梅整理）

肝癌医案

患者康某，男，75 岁，于 2020 年 1 月 3 日初诊。

主诉：确诊肝癌 8 年，右胁胀满及腹泻 1 个月。

现病史：8 年前因体检发现肝占位，腹部 CT 示肝占位病变，即行手术切除，术后病理：中分化腺癌。先后行两次肝介入术，长期在重庆市中医院门诊行中医治疗，病情稳定。近 1 个月因饮食不节出现右胁胀满及腹泻，自服健胃消食片，上症未缓解，故再次来重庆市中医院就诊。

既往史：确诊慢性乙型肝炎病史 25 年，确诊肝硬化病史 10 年，长期服用抗病毒药物及保肝药物。平素性格急躁。

四诊摘要：右胁肋闷胀、隐痛不适，嗳气不舒，肢软乏力，纳食减少，大便稀溏，4～5 次/日，小便短少，舌红，苔白厚腻，脉弦滑。

辅助检查：CEA 87ng/mL，AFP 56ng/mL，AST 44U/L，ALT 78U/L。

西医诊断：原发性肝癌术后介入后。

中医诊断：肝积。

中医辨证：肝郁脾虚，气滞湿阻。

治法：疏肝解郁，健脾化湿。

方药：柴胡疏肝散合胃苓汤加减。

柴胡 15 g，黄芩 15 g，香附 15 g，炒白术 15 g，茯苓 15 g，泽泻 30 g，苍术 15 g，厚朴 15 g，白芍 15 g，八月札 15 g，红豆杉 6 g，白花蛇舌草 30 g，鸡内金 15 g，甘草 10 g。

服法：水煎温服，每日 1 剂，每日 3 次，7 剂。

2020 年 1 月 18 日二诊：患者右胁肋闷胀、隐痛不适较前减轻，大便次数减少，2～3 次/日，仍肢软乏力，嗳气不舒，舌红，苔白薄腻，脉弦滑。效不更方，在原方基础上加党参 30 g、柿蒂 15 g，水煎温服，二日 1 剂，每日 3 次，继服 7 剂。

2020 年 2 月 5 日三诊：患者右胁肋闷胀、隐痛不适明显减轻，尿量增加，大便正常，仍饮食减少，舌红，苔少乏津，脉弦细。在原方基础上去泽泻、苍术，加神曲 15 g、鳖甲 15 g（先煎），继服 7 剂。诸症均明显好转，此后患者门诊随访，随症加减，肝功能基本正常，未再出现胁胀、腹痛及腹泻等症状，服药至今。

按：《灵枢·百病始生》说："若内伤于忧怒，则气上逆，气上逆则六俞不通，温气不行，凝血蕴里而不散，津液涩渗，着而不去，而积皆成矣。"这强调了内伤情志对积病的影响。患者以右胁肋闷胀、隐痛不适，肢软乏力，纳食减少，大便稀溏，小便短少为主要症状，中医辨证为肝郁脾虚，气滞湿阻。患者性格急躁，肝气郁结，气机不畅，故右胁肋闷胀、隐痛不适；肝气不疏，横逆犯胃，胃气上逆，则嗳气不舒；犯逆于脾，脾失运化，气血生化无源，则肢软乏力，纳食减少，大便稀溏；肝郁脾虚，气滞湿阻，则水道不利，故小便短少；苔白厚腻为脾虚湿阻，脉弦为肝旺。予柴胡疏肝散疏肝解郁，理气止痛，胃苓汤燥湿除满，行气利水，配以香附、八月札增加疏肝行气止痛之力，红豆杉、白花蛇舌草解毒抗癌，鸡内金、神曲消积化食，党参益气健脾，柿蒂和胃降逆，鳖甲软坚散结，药已对证，故获良效。

（胡陵静主诊　李炯、曾玲玉整理）

壶腹部腺癌医案

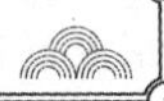

患者蒋某，男，65岁，于2016年5月11日初诊。

主诉：壶腹部腺癌术后4月余。

现病史：患者4月余前无明显诱因出现皮肤巩膜黄染，伴腹痛，以中上腹胀痛为主，疼痛于进食后加重，伴纳差、乏力，大便颜色变浅，遂就诊于重庆市中医院。腹部CT检查提示：肠壶腹部肿物，胆总管、胰总管扩张，考虑肿瘤。后行“十二指肠+胰头+胆总管下段+胃部分切除术”，术后病检：十二指肠壶腹部乳头状腺癌，术后分期Ⅲa期，并予以FOLFOX方案化疗3周期。患者化疗后恶心、呕吐消化道反应明显，经护胃止吐治疗后好转，但仍感纳差、不欲饮食，伴全身乏力，为进一步治疗前来就诊。

四诊摘要：精神差，全身乏力，上腹部疼痛，纳呆食少，反酸呃逆，睡眠一般，大便不爽，3次/日，小便黄。舌淡，苔黄腻，脉细弱。

西医诊断：壶腹部腺癌术后。

中医诊断：积聚。

中医辨证：脾胃失和，湿热内蕴。

治法：健脾和胃，清热祛湿，解毒抗癌。

方药：香砂六君子汤加味。

党参 30 g，焦白术 15 g，茯苓 15 g，砂仁 15 g（后下），木香 15 g，法半夏 15 g，鸡内金 30 g，柿蒂 15 g，白蔻 15 g，茵陈 30 g，白花蛇舌草 30 g，红豆杉 3 g，甘草 6 g。

服法：水煎温服，每日 1 剂，每日 3 次，共 7 剂。

2016 年 5 月 20 日二诊：患者精神好转，纳食稍有增加，仍觉乏力，大便不爽，2 次/日，眠差，舌脉同前。投以原方加酸枣仁 15 g，水煎温服，每日 1 剂，每日 3 次，共 7 剂。

2016 年 5 月 30 日三诊：患者食欲较前增加，仍全身乏力，偶有食后腹胀满，大便干结，2 日 1 行，苔由黄腻转为薄白。投以前方去白蔻、茵陈，加生晒参 9 g、厚朴 15 g、火麻仁 30 g，水煎温服，每日 1 剂，每日 3 次，共 7 剂。

2016 年 6 月 12 日四诊：患者一般情况可，精神好转，纳食明显好转。效不更方，继以原方随症加减，随访至今。

按：本案患者以精神差、纳呆食少、乏力、体重下降、大便不爽为主症，乃脾胃失和，湿热内蕴所致。《灵枢·五变》曰："人之善肠中积聚者，……皮肤薄而不泽，肉不坚而淖泽。如此，则肠胃弱，恶则邪气留止，积聚乃伤。"脾胃功能失常，日久难愈，五脏虚衰终致劳损，脾胃为后天之本，脾气盛，则气血盛，脾胃虚弱，则后天不足，使气血亏虚，从而出现消瘦、纳呆食少、贫血等症状；脾主运化水湿，脾虚失运则水湿停滞，湿滞日久化热，湿热互结，则有大便黏滞不爽、小便黄；湿热之邪阻滞中焦气机，脾胃失和则反酸呃逆；舌淡，苔黄腻，脉细弱为脾胃虚弱、湿热内蕴之象。故投以香砂六君子汤加味，治以健脾和胃，清热祛湿，解毒抗癌。方中党参、焦白术、茯苓健脾祛湿，砂仁、木香、白蔻理气醒脾，法半夏、鸡内金、柿蒂消食化积，茵陈清热利湿，白花蛇舌草、红豆杉解毒抗癌，全方共奏健脾和胃，清热祛湿抗癌之效。药证相符，初见疗效。后投以原方去白蔻、茵陈，加厚朴行气消胀，生晒参大补元气，火麻仁润肠通便，酸枣仁养心安神，扶正祛邪并行，随症加减，故药到病除。

（胡陵静主诊　周燕整理）

胆囊癌医案

患者王某，女，55岁，于2021年2月16日就诊。

主诉： 胆囊癌术后化疗后1个月余。

现病史： 2021年1月初患者无明显诱因出现中上腹隐痛，伴食欲减退、腹胀、打嗝，于外院完善腹部超声及腹部增强CT检查后考虑胆囊恶性肿瘤可能，在腹腔镜下行胆囊切除术，术后病检提示浸润型腺癌。术后行化疗2次（吉西他滨+奥沙利铂），因副反应大不能耐受，拒绝继续化疗，为寻求中医治疗来本院就诊。

四诊摘要： 患者右上腹胀满不适，右、中上腹隐痛，纳差食少，肢软乏力，口干、口苦，嗳气打嗝，眠差，多梦，大便稀溏，2~3次/日，小便黄。舌红，苔黄腻，脉弦数。平素性格急躁，喜食辛辣食物。

西医诊断： 胆囊癌术后、化疗后。

中医诊断： 胆癌。

中医辨证： 肝郁脾虚，湿热内蕴。

治法： 疏肝健脾，清热祛湿。

方药： 逍遥散加减。

柴胡15 g，醋香附15 g，茯苓15 g，炒白术15 g，白芍15 g，茵陈15 g，薏苡仁15 g，党参30 g，甘草6 g，预知子15 g，麸炒枳实 15 g，陈皮 15 g，柿蒂 15 g，炒鸡内金 30 g，炒酸枣仁 15 g，金钱草 15 g，红豆杉 3 g，白花蛇舌草 30 g。

服法：水煎温服，每日 1 剂，每日 3 次，共 7 剂。

2021 年 3 月 6 日二诊：患者腹胀、打嗝明显减轻，睡眠改善，大便成形，但腹部仍有隐痛，饮食不佳。在前方基础上加醋延胡索 30 g、隔山撬 15 g。水煎温服，每日 1 剂，每日 3 次，共 5 剂。

2021 年 3 月 20 日三诊：患者腹部隐痛明显缓解，偶有头晕。在上方基础上加天麻 10 g，继服 10 剂。之后患者每月均来复诊，在原方基础上随症灵活加减，至今病情稳定。

按：《灵枢·胀论》中言："胆胀者，胁下痛胀，口中苦，善太息"，与胆囊癌临床症状极为相似，是中医典籍中关于本病的最早记载。《症因脉治》对其病机也有描述："肝胆主木，最喜条达，不得疏通，胆胀乃成"，指出肝失条达是胆胀的主要病机。现代医家根据胆囊癌临床症状将其归属于"积聚""胁痛""黄疸"及"腹痛"等范畴。该患者平素情绪急躁易怒，以致肝郁气结；嗜食辛辣刺激食物，导致湿热内生，损伤脾胃，进一步阻碍脾胃运化。肝气郁结则气行不畅，有腹胀、打嗝表现；脾胃虚弱，运化不利，则有纳差乏力、大便稀溏症状；湿热内生则有口干口苦、小便黄的表现。结合舌脉：舌红，苔黄腻，脉弦数，辨证属肝郁脾虚、湿热内蕴。故治疗上以疏肝郁、清湿热、健脾胃为治则，选用逍遥散加减。方中柴胡疏肝解郁，以使肝气调达，为君药；醋香附、预知子疏肝理气止痛，白芍滋阴柔肝，兼制上述诸药疏泄太过，共为臣药；党参、炒白术、茯苓益气健脾除湿，薏苡仁健脾除湿，茵陈清热祛湿利胆，枳实、陈皮行气宽中，柿蒂降逆止呃，鸡内金健脾消食和胃，共为佐药；酸枣仁养心补肝、宁心安神以助眠，金钱草、白花蛇舌草清热利湿通淋，使湿热从小便而去，同时白花蛇舌草兼具有抗癌作用，红豆杉解毒抗癌；甘草调和诸药，共奏疏肝健脾、清热祛湿、解毒抗癌之效。患者二诊时，症状改善，仍有腹痛、纳差，故在原方基础上加醋延胡索加强行气止痛之力，加隔山撬健脾消食。三诊时患者腹部隐痛缓解，偶有头晕，在上方基础上加天麻平抑肝阳止晕，故获良效。

（胡陵静主诊　刘姝芹整理）

阑尾癌医案

患者李某，男，65岁，于2021年3月10日初诊。

主诉：阑尾癌术后2年。

现病史：患者2年前于当地医院体检，腹部超声示腹腔积液，行相关检查提示：阑尾或回盲部恶性肿瘤。查肿瘤标志物：CEA 107.4 ng/mL，CA199 201.4 U/mL，CA724 216 U/mL。肠镜示：阑尾开口处可见一新生物，突出于肠腔内，呈菜花状，大小约2 cm×2 cm，表面充血质脆，触之易出血。于2019年2月5日在全麻下行腹腔镜下阑尾+右半结肠根治术。术后病理示：阑尾腺癌。后行6次腹腔灌注化疗，化疗结束后患者自觉腹胀明显减轻，但长期纳差，腰膝酸软，夜尿频多。

四诊摘要：精神状态一般，腹部胀满，隐痛喜按，神疲乏力，纳差食少，夜尿频多，约4~5次，腰膝酸软，大便稀溏。舌淡红，苔薄白，脉沉细。

西医诊断：阑尾恶性肿瘤。

中医诊断：阑尾癌。

中医辨证：脾肾两虚，癌毒内蕴。

治法：健脾补肾，解毒抗癌。

方药：六君子汤合六味地黄丸加减。

党参15 g，茯苓15 g，白术15 g，陈皮15 g，法半夏15 g，

熟地黄 15 g，山药 15 g，山萸肉 15 g，金樱子 15 g，桑螵蛸 15 g，泽泻 15 g，神曲 15 g，焦山楂 15 g，白花蛇舌草 30 g，喜树果 3 g，炙甘草 6 g。

服法：水煎温服，每日 1 剂，每日 3 次，共 5 剂。

2021 年 3 月 22 日二诊：患者诉夜尿明显减少，日 1～2 次，精神状态稍好转，腹部胀满稍减轻，饮食好转，但时有嗳气，大便成形，舌脉同前。原方去金樱子、桑螵蛸，加厚朴 12 g。水煎温服，每日 1 剂，每日 3 次，共 5 剂。此后定期复诊，随症加减，病情稳定。

按：患者为晚期阑尾癌术后、化疗后，手术及化疗使得脾胃之气损伤，加之初期湿热邪毒等损伤正气，导致脾气虚弱，久病及肾，日久可见肝肾亏虚。《医宗金鉴》记载："澄其源则水清，灌其源则枝茂。"胡师亦强调脾肾之重要性。肝主疏泄、主藏血，肝病则疏泄失职，气滞血瘀，进而横逆犯脾。脾主运化，脾病则运化失司，水湿内聚，进而土壅木郁，以致肝脾俱病。选用六君子汤健脾益气、燥湿化痰，脾肾互促互助；脾为后天之本，脾气亏虚，无法充养肾精，日久发为肝肾两虚，选用六味地黄丸滋补肝肾。六君子汤出自《医学正传》，由陈皮、半夏、人参、茯苓、白术、甘草六味药物组成，具有益气健脾、燥湿化痰之功效。现代药理研究发现六君子汤有抗肿瘤作用，有提高免疫功能、抑制肿瘤细胞的增殖等作用。六味地黄丸出自《小儿药证直诀》，方中重用熟地黄滋阴补肾、填精益髓，为君药；山萸肉补养肝肾，并能涩精，山药补益脾阴，亦能固精，共为臣药。配伍泽泻利湿泄浊，并防熟地黄之滋腻恋邪；茯苓淡渗脾湿，并助山药之健运。现代研究发现六味地黄汤能调节免疫、改善肿瘤所引起的免疫功能低下、保护神经等。一诊时选用六君子汤合六味地黄丸加减，健脾补肾、清热利湿、逐瘀解毒，方中党参、茯苓、白术健脾益气；法半夏、陈皮化痰降逆止呕，熟地黄、山萸肉补益肝肾，山药、金樱子、桑螵蛸固涩止泻，泽泻利湿泄浊，并防熟地黄之滋腻恋邪，神曲、焦山楂健脾消食，白花蛇舌草、喜树果解毒抗癌，炙甘草调和诸药。二诊时患者夜尿减少，大便成形，但仍感腹胀，故去金樱子、桑螵蛸，加厚朴行气消滞。方证相应，疗效显著。

（胡陵静主诊　段彤整理）

胃癌医案

患者谢某，男，68岁，于2019年9月12初诊。

主诉：确诊胃癌7个月，进食梗阻1周。

现病史：患者于2019年2月初无明显诱因出现阵性左侧胸腹部隐痛不适，完善相关检查后诊断为胃低分化癌，伴有淋巴结转移、脾脏转移，于2019年3月行胃、脾全切手术治疗，ECT检查提示左侧肋骨、右侧髂骨关节骨转移，术后分别于2019年4月、2019年5月行两疗程化疗，因化疗期间胃肠道反应加重，未再继续进行化疗，只定期输注唑来膦酸抗骨转移治疗，长期口服中药煎剂治疗。近1周来，患者出现进食梗阻，呈进行性加重，遂来就诊。

四诊摘要：患者望之少神，面色少华，形体消瘦，脘部胀满隐痛不适，喜温喜按，食欲差，进食时有梗阻感，进食稍多即有恶心、呕吐，口干口苦，左下肢疼痛，大便稀溏，每日2~3次，眠欠佳，小便正常。舌红，苔薄黄，脉细弱。

西医诊断：胃低分化癌伴淋巴结、脾脏、骨转移。

中医诊断：胃癌。

中医辨证：癌犯于胃，寒热错杂，脾胃失和。

治法：辛开苦降，调和脾胃，解毒抗癌。

方药：半夏泻心汤加减。

姜半夏 15 g，干姜 6 g，黄芩 15 g，南沙参 30 g，麸炒白术 15 g，茯苓 15 g，藤梨根 15 g，红豆杉 6 g，柿蒂 15 g，延胡索 30 g，白芨 10 g，枳实 15 g，隔山撬 15 g，白花蛇舌草 30 g，甘草 6 g。

服法：水煎温服，每日 1 剂，每日 3 次，共 5 剂。

2019 年 9 月 25 日二诊：患者自觉食欲较前稍有好转，但觉口干口苦无明显缓解，进食后呃逆，仍睡眠欠佳，大便稀溏。治法同前，在前方基础上加用石榴皮 15 g、黄连 6 g、酸枣仁 15 g，水煎温服，每日 1 剂，每日 3 次，共 5 剂。

2019 年 10 月 12 三诊：患者进食梗阻及进食后恶心呕吐好转，口干口苦减轻，大便次数较前明显减少，每日 1 次，睡眠好转。舌淡红，苔薄稍黄，脉细弱。治则治法同前，在前方基础上加半枝莲 30 g，水煎温服，每日 1 剂，每日 3 次，共 5 剂。以后定期门诊复诊，随症加减，病情平稳。

按：患者为恶性肿瘤，《金匮要略》云："朝食暮吐，暮食朝吐，宿食不化，名曰反胃，脉紧而涩，其病难治。"《灵枢经·水胀》篇谓："肠覃何如？曰：寒气客于肠外，与胃气相搏，气不得容，因有所系。癖而内著，恶气乃起，息肉乃生，其始生也，大如鸡卵。"根据患者临床症状辨病为胃癌（痞证），辨证为癌犯于胃，寒热错杂，脾胃失和。胡师认为该病多与饮食不节、情志不畅、正气内虚、外邪复侵等因素相关。患者既往曾行手术及化疗治疗，脾胃功能受损，加之化疗药物毒性加重脾胃损伤而致中焦运化失司，气机升降失调；久病体虚，正气不足，外邪复侵，虚实交杂，脾胃不能升清降浊而致胃肠道反应；中焦痞塞，寒热互结，因而出现食差、呕吐、口干口苦、下利等症。结合患者舌脉，辨证为癌犯于胃，寒热错杂，脾胃失和，治以辛开苦降、调和脾胃、解毒抗癌。处方半夏泻心汤加减，方中半夏降逆止呕、消痞散结为君，干姜性温散中焦之寒、黄芩苦降泻热为臣，佐以南沙参益气补虚，麸炒白术、茯苓健脾益气，柿蒂降逆下气止呃，枳实破气消积、化痰除痞，白芨收敛，隔山撬消食化积，白花蛇舌草解毒抗癌，甘草调和脾胃而调诸药。二诊时患者仍觉口干苦，加用黄连增强泻热之效，石榴皮涩肠止泻，酸枣仁宁心安神。三诊时患者诸症均有好转，故加用半枝莲加强抗癌之力，全方合用，寒热相配，辛苦共进，清补共用，故能寒热并处，脾胃并调，诸症缓解。

（胡陵静主诊　郭婷婷整理）

肾癌医案

患者胡某，女，74岁，于2018年5月8日初诊。

主诉：肾癌术后6年余，发现双肺多发结节10月余。

现病史：2011年1月彩超检查发现左肾占位，7月行左肾癌根治术，术后病理提示透明细胞癌。后定期复查，2017年7月胸部CT发现双肺多发结节，不排除转移瘤，定期随访。患者既往病史较多，有高血压、高血压心脏病、冠心病、高脂血症、重度骨质疏松、腰椎压缩性骨折、膝关节病、食管裂孔疝、胃食管反流病病史。近年来双膝关节、腰骶部疼痛，行走缓慢，间断喘累心慌，反酸呕吐，纳差乏力，脘腹胀满，眼干眼花，不易入睡，大便正常，双踝浮肿。同时因发现肺部结节，为进一步治疗，前来就诊。

四诊摘要：腰腿疼痛，喘累心慌，反酸呕吐，纳眠差，脘腹胀满，眼干眼花，双足浮肿，二便调。舌淡暗，苔白，脉细。

西医诊断：肾癌术后伴双肺转移。

中医诊断：肾癌。

中医辩证：脾肾亏虚，瘀毒内蕴。

治法：健脾益肾，化瘀解毒，软坚散结。

方药：大补元煎加减。

生晒参9 g，茯苓15 g，山药15 g，黄芪30 g，柿蒂15 g，瓦楞子 30 g，天麻 10 g，酸枣仁 15 g，降香 10 g，山茱萸 15 g，薏苡仁 30 g，枸杞 15 g，红豆杉 3 g，三七粉 3 g（冲服），杜仲 15 g，枳实 15 g，干石斛 15 g，续断 15 g，白花蛇舌草 30 g，甘草 6 g。

服法：水煎温服，每日 1 剂，每日 3 次，共 15 剂。

2018 年 7 月 10 日二诊：患者诉喘累、反酸有减轻，纳差，脘腹胀满，睡眠均有改善，仍有腰腿痛，行走乏力，双下肢水肿，舌脉同前。原方减去干石斛、降香、枳实，加槲寄生 20 g、冬瓜皮 30 g、泽泻 20 g、蜈蚣 1 条、骨碎补 15 g，水煎温服，每日 1 剂，每日 3 次，共 15 剂。

2018 年 9 月 17 日三诊：患者双下肢水肿消退，腰腿痛有减轻，喘累心慌发作次数减少，二便调，舌淡红，苔薄白。原方去冬瓜皮、泽泻、蜈蚣，加隔山撬 15 g、鸡内金 20 g、建曲 15 g，水煎温服，每日 1 剂，每日 3 次，共 15 剂。

2018 年 11 月 22 日四诊：患者腰腿痛有减轻，饮食、睡眠改善，活动能力增加，生活自理。继续原方随症加减，长期随访复诊，患者部分白发转黑，目光有神，思维敏捷，肺部 CT 示双肺结节稳定，未见继续长大。

按：肾癌是泌尿系统常见肿瘤，早期常无症状，晚期部分患者可有典型的三联症：血尿、腰痛、上腹或腰部肿块。祖国医学有关肾癌的记载很少，根据其临床症状，当属中医“积聚”“腰痛”“尿血”等范畴。肾癌的发生多有正气不足，复因七情郁结、邪毒入侵，使机体阴阳失调，气血逆乱，气、痰、湿、瘀、热等邪气搏结积聚而成。胡师认为，肾为先天之本，肾癌发生的根本原因是肾元亏虚、阴阳失调，若肾气不复，术后亦会有复发和转移。补肾调节阴阳为治疗肾癌的根本大法。因脾胃为气血生化之源、后天之本，肾之先天精气有赖于脾之后天水谷之气培补，且脾亦为土脏，土以制水，脾运健旺有助于制约肾脏中湿瘀癌毒之邪，故胡师尤其重视健运脾胃在肾癌中的治疗。此外，情志不舒可致气机郁滞，气郁则百病蜂起，胡师在治疗上还提倡肝肾同调，调畅情志，宁心安神。肾癌为本虚标实之病，肾元亏虚为本，湿热、痰瘀、癌毒蕴结为标，在扶正的基础上，应予以行气活血、燥湿化痰、祛除癌毒，才能真正达到邪去正安。

根据患者肾癌术后，肺转移，同时合并心脑血管疾病，结合双膝关节、腰骶部疼痛，乏力行走缓慢，喘累、心慌、气促，反酸呕吐，眼干眼花，纳眠差，大便干结，双踝浮肿，舌淡暗，苔白，脉细等，胡师辨其为脾肾亏虚、瘀毒内蕴证，治疗上宜先后天并补、化瘀解毒、软坚散结等综合治疗。选用大补元煎加减培补脾肾之本，增加黄芪、茯苓助益气健脾之力，加续断、杜仲补肝肾强筋骨，蜈蚣、红豆杉祛瘀软坚散结，白花蛇舌草解毒抗癌。同时根据出现的兼夹症加减化裁，如下肢水肿，加冬瓜皮、泽泻利水消肿；呕吐反酸，加柿蒂降逆行气，瓦楞子制酸；纳差乏力，加鸡内金、建曲、隔山撬健胃消食化积；脘腹胀满，加枳实行气消积；喘累心慌，眼干眼花，不易入睡，加酸枣仁养血安神，三七粉、降香化瘀通络，天麻平肝祛风。诸法并举，该患者通过长期坚持治疗，脾肾得补，痰瘀癌毒渐祛。

（胡陵静主诊　白平整理）

乳腺癌医案

患者杨某，女，56岁，于2022年1月19日初诊。

主诉：乳腺癌术后19年，复发伴全身转移放疗后1周。

现病史：患者于2002年发现右侧乳房包块，质硬，活动度一般，考虑为乳腺癌可能性大，2003年1月在全麻下行右侧乳腺癌改良根治术，术后行4程全身化疗及十余次放疗。2007年底患者自行扪及右侧胸壁包块，大小约1.5 cm×2.0 cm，形态欠规则，质硬，2007年12月17日于外院行局麻下胸壁结节切除术，术后病理诊断为右胸壁复发性浸润性导管癌，免疫组化结果：ER（-）、PR（++）、P53（-）、CerB-2（+）、VEGF（-），术后予以AT化疗方案8程及局部放疗。2011年7月9日复查发现双肺多发结节，考虑转移瘤，并于2011年7月14日行顺铂100 mg+吉西他滨1.4 g（D1，D8）6程化疗。2017年5月再次发现左侧腋窝淋巴结肿大行穿刺术，术后诊断转移性腺癌，考虑来源于乳腺，并行姑息性化疗8程。2019年5月发现左腋窝、左锁骨上淋巴结肿大，再次活检提示乳腺癌转移可能，行曲妥珠单抗靶向治疗。2020年4月13日超声发现腹壁及髂血管浅面低回声结节，穿刺活检后诊断腹股沟淋巴结继发恶性肿瘤，予姑息化疗6程。2020年12月14日复查肺部肿瘤增大，淋巴结增多增大，考虑化疗后肿瘤情况控制欠佳。2021年8月26日ECT提示多发骨转移；

2021年11月1日脑MRI增强提示右侧额叶皮层下小结节强化灶伴水肿，考虑转移可能性大。2021年12月20日患者于外院被诊断为乳腺恶性肿瘤伴全身多发转移，再次行全身化疗，并联合来曲唑片2.5 mg qd内分泌治疗。2021年12月28日行颅内伽玛刀放疗。2022年1月5日至2022年1月18日行肝、右侧肋骨病灶伽玛刀放疗，同时继续口服卡培他滨全身化疗。放疗结束后复查血常规示白细胞下降，血小板下降，予以西药C-GFS皮下注射升白细胞治疗，为求中医治疗，前来就诊。

四诊摘要：望之少神，体质偏瘦，毛发脱落，面色白，少气懒言，动则心慌气喘，行动迟缓，乏力，晨起汗出，腋下、锁骨上可触及肿大淋巴结。间断咳嗽咯痰，干咳为主，双下肢水肿，精神萎靡，纳食差，夜寐差，小便少，大便干结不易解。舌质淡红，苔少，脉沉细。

西医诊断：乳腺癌术后、化疗后复发全身多处转移。

中医诊断：乳腺癌。

中医辨证：气血两虚，癌毒内蕴证。

治法：益气养血，解毒抗癌。

方药：人参养荣汤加减。

黄芪30 g，南沙参30 g，白术15 g，茯苓15 g，当归15 g，白芍15 g，厚朴20 g，菟丝子30 g，神曲15 g，莪术10 g，皂角刺15 g，枳实20 g，阿胶珠3 g（冲服），熟地黄10 g，大枣3枚，鸡内金30 g，火麻仁10 g，酸枣仁30 g，砂仁10 g（后下），甘草6 g，冬瓜皮30 g。

服法：水煎温服，每日1剂，每日3次，共10剂。同时患者开始行氟维司群内分泌治疗。

2022年2月19日二诊：面色稍白，心慌气促缓解，少气懒言症状缓解，稍有倦怠，胸闷不舒，精神一般，纳食仍欠佳，夜寐差，小便尚可，大便稀溏，双下肢水肿有好转，晨起汗出未解，仍可扪及多处肿大淋巴结，舌脉同前。继以原方，去冬瓜皮、火麻仁，加薏苡仁 15 g、茯神 15 g、合欢皮 15 g，水煎温服，每日 1 剂，每日 3 次，共 10 剂。继续氟维司群内分泌治疗。

2022 年 3 月 10 日三诊：面色较前红润，无明显心慌气促，偶有咳嗽咯痰，精神尚可，食纳转香，夜寐尚可，二便调，舌淡红，苔较前稍增多，脉和缓有力，复查胸部 CT 双肺结节较前稍有缩小。继以原方去茯神、枳实，加红豆杉 3 g、喜树果 3 g、蜈蚣 2 条，水煎温服，每日 1 剂，每日 3 次，共 7 剂。

2022 年 4 月 5 日四诊：患者未诉明显咳嗽咯痰，声音洪亮，体力尚可，生活自理，纳食可，心情愉悦，睡眠尚可，二便调，舌质红，苔薄白，脉缓而有力，可扪及肿大淋巴结均较前有缩小。在原方基础上随症加减，并嘱患者避风寒、畅情志、慎起居、节饮食，每至冬令以膏方调养。一直复诊至今。

按：此患者带疾多年，中医认为乳岩的发生多责之于肝气郁结，痰血凝滞。肝主疏泄，畅达气机，摄布营血，一旦气血不得发越，当升不升，当降不降，传化失常而成郁。肝属木，脾属土，肝病辱土，脾失健运，痰浊内生。肝藏血，脾统血，藏统失司，营血失调，经络阻塞，则气滞血瘀。无形之气，有形之痰，伴行之血，循经及络，凝滞阻逆，结聚而为癖、为疽、为核、为岩、为毒。患者罹患乳癌后，虽然经手术、放化疗而愈，但治疗后复现，且转移到肺、颅、骨等多处，手术耗伤，体质已差，加之化疗毒副作用反应较大，以致体虚，旧恙伴新病、体虚加药毒，导致虚劳，气血双亏，而致不食。患者体质消瘦，精神萎靡、少气懒言为气虚的表现；胸闷气喘、咳嗽吐痰，为病位在肺，肺气失于宣降，肺经脉络损伤的特征。脾虚运化无力，化源不足，气血衰少，而见食少体倦，面色萎黄，舌质淡，少苔，脉细弱。阴血亏虚，虚阳外浮，亦可见盗汗虚热。其治自当益气养血，即促使机体恢复，激发脏腑功能，促进新陈代谢，产生自我抗病能力，这就是中医的顾护元气，扶正祛邪。治疗中所用方剂为人参养荣汤加减。方中黄芪、南沙参补脾益气为君药，臣以苦温之白术、甘温之茯苓健脾燥湿，补脾益气之功益著，砂仁、神曲、鸡内金功在益气健脾和胃，佐以枳实、厚朴行厥阴之气，通调三焦，除滞消肿；熟地黄、当归、白芍补血养阴，大枣、阿胶珠益气养血，调和脾胃，以助生化气血之用，脾运既健，痰湿化生无源。莪术、皂角刺入肝胃经，行气破血，消积散结调和营卫，宣畅气机，破瘀散结；酸枣仁宁心安神，火麻仁润肠通便，冬瓜皮利尿消肿改善症状；使以甘草解毒兼调和之性。诸药合用，寄以奇功，全方补中寓攻，补为攻设，攻补兼施，心脾得补，气血得养，诸症自除。此案注重扶正祛邪，重在扶正，正气强盛才能拒敌于千里之外，不战而胜。二诊时乏力减轻，汗出未解，大便稀溏，胸闷不舒，中医学认为："阳加于阴谓之汗"，阴不能内敛，阳浮于外而见汗出增多，夜寐差，故予原方加合欢皮清郁热止汗，加茯神调神、改善睡眠。《神农本草经》言其"主安五脏，和心志，令人欢乐无忧"。病至后期，元气恢复，体质安康，方中加大了针对病因、病机、病症的以毒攻毒、清热解毒之药，如红豆杉、喜树果、蜈蚣等，以清热解毒、消癥散结，药证相符，随症加减，而获良效。

（胡陵静主诊　刘楠整理）

右颌下腺癌医案

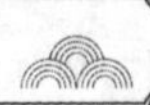

患者廖某，女，65岁，于2021年4月2日初诊。

主诉：右颌下腺癌根治术后10余年。

现病史：患者10余年前因右颌下肿块于当地医院就诊，考虑恶性肿瘤，行颌下腺癌根治术，术后病理示腺样囊性癌，术后曾行放疗。6个月前因腹痛于外院就诊，行胸腹部CT示右下肺、肝占位，行穿刺活检示转移性涎腺肿瘤。2021年2月23日曾行介入手术，未行放化疗，4天前于外院行腹部增强CT，提示肝脏多发转移瘤，胰头部异常强化结节，转移可能，长径约1.4 cm，右下肺占位，大小约10.3 cm×9.7 cm。现患者感右颌下手术伤口处胀痛，右上腹胀满，为进一步治疗，前来重庆市中医院诊治。

四诊摘要：颌下手术伤口处胀痛，右上腹胀满，精神倦怠，纳差，偶有咳嗽、咯痰，打嗝，失眠，大便稀溏，日2次。舌淡红，苔白厚腻，脉弦细。平素性格急躁。

西医诊断：颌下腺癌多发转移。

中医诊断：失荣。

中医辨证：肝郁脾虚，中焦气滞，痰毒内蕴。

治法：疏肝健脾，理气和中，化痰解毒。

方药：逍遥散加减。

柴胡10 g，白芍15 g，白术15 g，茯苓15 g，醋香附15 g，

浙贝母 15 g，南方红豆杉 6 g，预知子 15 g，柿蒂 15 g，枳实 15 g，佩兰 20 g，薏苡仁 30 g，炒酸枣仁 30 g，酒黄芩 15 g，法半夏 15 g，白花蛇舌草 30 g，鸡内金 30 g，炒神曲 15 g。

服法：水煎温服，每日 1 剂，每日 3 次，共 5 剂。

2021 年 4 月 12 日二诊：患者腹胀较前明显缓解，咳嗽、咯痰较前缓解，精神状态较前明显好转，仍失眠，多梦，大小便尚可。于前方加茯神 15 g，水煎温服，每日 1 剂，每日 3 次，继服 5 剂。

2021 年 4 月 21 日三诊：患者睡眠较前改善，近期出汗较多，以日间为主。于前方去茯神，加浮小麦 30 g、糯稻根 30 g，水煎温服，每日 1 剂，每日 3 次，再服 12 剂。

2021 年 6 月 2 日四诊：患者汗出较前缓解，舌苔由白腻转为微黄。前方去糯稻根，加茵陈 30 g、豆蔻 15g（后下），7 剂，水煎服。药后患者诸证好转，定期复诊，在原方基础上随症加减，至今病情平稳。

按：根据右颌下腺肿瘤的发病部位、症状表现等，可归属为中医“瘰疬”“失荣”等范畴。祁广生在《外科大成》中有云：“瘰疬发于颌下者，名曰‘燕窝疬’……此由三焦肝胆三经怒火风热血燥而生，或肝肾二经风热亏损所致。”《医宗金鉴》载：“失荣症，生于耳之前后及肩项，其症初起，状如痰核，推之不动，坚硬如石，皮色如常，日渐长大，由忧思、恚怒、气郁、血逆与火凝结而成。”上述论述均与本病症状类似，并对病因病机均有所阐述。颌下腺为肝经所过部位，加之患者平素性格急躁，此处病变多为肝气郁结所致，肝郁气滞，横逆犯脾胃，脾胃受损，脾虚失运，湿浊内生，聚湿生痰，日久成毒，痰毒互结，而成肿块。故方中以柴胡、香附疏肝理气为君药；白芍柔肝养血、预知子疏肝理气为臣；见肝之病，知肝传脾，故辅以茯苓、白术、薏苡仁健脾利湿，辅以枳实理气和中，鸡内金、神曲消食化积，黄芩清热燥湿，法半夏祛痰止咳，白花蛇舌草清热解毒，酸枣仁养心安神，共为使药；甘草调和诸药。全方共奏疏肝健脾、理气和中、化痰解毒之功。随后定期复诊，在原方基础上随症加减，灵活用药，故获良效，患者一年来病情稳定。

（胡陵静主诊　彭杰整理）

喉癌医案

患者王某，男，72岁，于2019年4月8日初诊。

主诉：声音嘶哑3年，发现左颈部包块4个月。

现病史：3年前（2016年）因声音嘶哑于外院就诊，喉镜检查示左侧室带增生膨隆，考虑声带麻痹。2018年12月自行扪及左颈部结节，并逐渐长大。2019年3月颈部CT及MRI示左侧声带肿块，约3.0 cm×2.4 cm大小，累及前联合及对侧声壁，喉室变窄，左侧颈部Ⅲ区淋巴结明显增大，短径约1.2 cm；动态喉镜检查示会厌喉面左侧、左侧喉室声带及声门下新生物，活检示低分化鳞癌。免疫组化：CK（+），CKH（+），P63（+）。诊断为喉鳞癌cT4N1M0。患者拒绝手术及放化疗。4个月前发现左颈部包块，逐渐长大，声音嘶哑加重，为进一步治疗，前来就诊。

既往史：患者近5年因患慢性阻塞性肺病反复咳嗽咳痰，多黄痰，伴喘累气促。吸烟50年，2包/天，喜食辛辣之品。

四诊摘要：咳嗽咳痰，喘累气促，声音嘶哑，咽喉不爽，口干喜饮，纳眠差，二便调。舌红，苔微黄，脉弦滑数。

西医诊断：喉鳞癌（cT4N1M0）。

中医诊断：喉癌。

中医辨证：气阴两虚，痰浊蕴肺。

治法：益气养阴，清热化痰。

方药： 沙参麦冬汤加减。

北沙参 30 g，玉竹 10 g，麦冬 15 g，天花粉 15 g，黄芪 30 g，浙贝母 15 g，桔梗 15 g，红景天 15 g，蝉蜕 10 g，皂角刺 15 g，建曲 15 g，酸枣仁 15 g，炒白术 15 g，茯苓 15 g，猫爪草 10 g，红豆杉 6 g，白花蛇舌草 30 g，甘草 6 g。

服法： 水煎温服，每日 1 剂，每日 3 次，共 10 剂。

2019 年 5 月 10 日二诊： 咯痰较前减少，仍诉干咳、声嘶，咽喉疼痛，口干，喘累，夜寐不安，舌红，苔少，脉弦。在原方基础上加酒黄芩 15 g、茯神 15 g，水煎温服，每日 1 剂，每日 3 次，共 10 剂。

2019 年 6 月 10 日三诊： 诉声嘶同前，咽喉异物感，咯少许白痰，喘累减轻，口干明显好转，纳眠改善，舌淡红，苔白，脉弦。治法同前，原方去酒黄芩 15 g、茯神 15 g，加土鳖虫 10 g、蜈蚣 2 条，水煎温服，每日 1 剂，每日 3 次，共 15 剂。

2019 年 7 月 20 日四诊： 患者咽喉不适感减轻，声嘶减轻，少许咳嗽，食欲增加，夜寐安，舌脉同前。复查 CT 提示喉室前上方肿块影，边界欠清，病变较前稍缩小，双侧颈部淋巴结增大。继续原方随症加减，长期随访复诊，患者生活自理，肿瘤稳定未见长大及远处转移。

按： 喉癌为头颈部常见恶性肿瘤，中医学无“喉癌”病名，根据其咽喉肿物、疼痛、声音嘶哑等临床表现，与中医“喉菌”“喉疳”“喉百叶”等病相类，如《喉科指掌》谓喉菌“生子喉内，状如浮萍，略高而厚，色紫”。《囊秘喉书》称喉百叶是“咽喉中有生肉，层层相叠，渐肿有孔出臭气者”。咽喉，在解剖和生理上地位极为重要，如《灵枢 · 忧恚无言篇》言“咽喉者，水谷之道也。喉咙者，气之所以上下者也”，《重楼玉钥》说：“喉者空虚，主气息出入呼吸，为肺气之道也”，而足厥阴肝经、足阳明胃经之支脉、足少阴肾经之直脉等均上循咽喉，因此与肺、胃、肝、肾等脏关系密切。其病因，外责之于风寒暑湿燥火六淫侵袭，内或因饮食不当、烟酒太过，或因情志不调、忿怒抑郁，或因劳伤过度、耗伤精血，而致痰热壅滞，凝结于清窍，久而成块，或气阴两伤，虚火上炎，炼津成痰，气血瘀滞，久则凝结于喉间，发为癌肿，总系正虚邪实之病。辨清气血阴阳，治以益气养阴、清热化痰、化瘀散结，方可获良效。本例患者为高龄男性，肺肾阴液已亏，又素有吸烟之嗜，暗伤津血，虚热阴火内生，灼津成痰，痰气互结，气血瘀阻，痰瘀气滞凝结于咽喉，而成癌肿。胡师辨其属气阴两虚、痰浊蕴肺证，治法为益气养阴、清热化痰。首诊方中以北沙参、麦冬、天花粉、红景天益肺养阴生津；黄芪、白术、茯苓健脾益气以绝生痰之源；桔梗、蝉蜕祛风通窍，利咽止咳；皂角刺消肿排脓，浙贝母、猫爪草化痰散结；酸枣仁宁心安神；红豆杉、白花蛇舌草解毒散结抗癌。二诊喘累缓解，仍眠差，干咳咽痛，舌红苔少，加黄芩、茯神以清热、利咽、安神。三诊时患者阴虚改善，继续原方加蜈蚣、土鳖虫以化痰散结、解毒抗癌，药证相符，随症加减，而获良效。

（胡陵静主诊　白平整理）

甲状腺癌医案

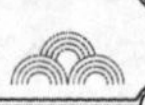

患者石某，女，58岁，于2021年1月29日初诊。

主诉：甲状腺癌术后4年余，头晕1个月。

现病史：2016年6月患者无意中扪及左侧颈部一包块，伴头晕，甲状腺彩超提示甲状腺占位（具体大小及分类不详），考虑甲状腺癌。穿刺活检示甲状腺乳头状癌，于2016年6月2日在全麻下行甲状腺左叶肿瘤姑息性切除术+左侧喉返神经探查术+周围淋巴结清除术。术后诊断甲状腺左叶乳头状癌（具体不详），术后共行1疗程碘131治疗，长期口服优甲乐（50 μg，qd）维持治疗。定期复查，未见异常。1个月前患者因受凉后出现头晕，身软乏力，疲惫不适，且饮食差，进食量少就诊。

四诊摘要：望之少神，表情忧虑，情志抑郁，烦躁易怒，胸胁胀满，口干口苦，少气懒言，头晕乏力，纳食差，夜寐差，小便清长，大便稀。舌质淡红，苔白腻，脉弦。

西医诊断：甲状腺乳头状癌术后碘治疗后。

中医诊断：瘿瘤。

中医辨证：肝郁脾虚。

治法：疏肝解郁，健脾理气。

方药：四逆散加减。

北柴胡15 g，白芍15 g，枳实15 g，法半夏15 g，黄芩15 g，

白术 15 g，茯苓 30 g，柿蒂 15 g，红豆杉 3 g，石菖蒲 20 g，川芎 15 g，南沙参 30 g，酸枣仁 30 g，菟丝子 30 g，香附 15 g，蜜炙远志 15 g，炙甘草 6 g，浙贝母 15 g。

服法：水煎温服，每日 1 剂，每日 3 次，共 5 剂。

2021 年 2 月 12 日二诊：仍觉口苦，胸闷好转，情绪稍有舒缓，烦躁易怒缓解，大便成形，仍有头晕，夜寐欠佳，纳食稍有好转，舌脉同前，继以原方，加粉葛 30 g、天麻 15 g、鸡内金 30 g 水煎温服，每日 1 剂，每日 3 次，共 10 剂。继续口服优甲乐（增加至 75 μg，qd）维持治疗。

2021 年 3 月 5 日三诊：口干口苦好转，情志舒，患者诉服药后，四肢转温，觉食纳转香，夜寐尚可，二便调，舌淡红，苔薄白，脉和缓有力。复查甲功：T_3 1.98 nmol/L，T_4 98.5 nmol/L，TSH 4.56 mIU/L。守前方继续水煎温服，每日 1 剂，每日 3 次，在原方基础上随症加减，并嘱患者避风寒、畅情志、慎起居、节饮食，每至冬令以膏方调养。一直复诊至今。

按：甲状腺肿瘤属中医学“瘿瘤”范畴。古代医家多认为其由气滞、痰湿及瘀血凝滞而成，是本虚标实之证。情志内伤、饮食不节、水土失宜与甲状腺肿瘤的发病密切相关。或忧愁思虑导致肝失疏泄，气机郁滞，则气、血、津液均不得以正常通行，导致气血阴阳失调，形成瘿瘤之证。《圣济总录》谓瘿瘤为“妇人多有之，缘忧郁有甚于男子也”。《济生方》云：“夫瘿瘤者，多由喜怒不节，忧思过度，而成斯疾焉，大抵人之气血，循环一身，常欲无留滞之患，调摄失宜，气凝血滞，为瘿为瘤。”患者情志抑郁，烦躁易怒，胸胁胀满，口苦，咽喉哽噎不适，治以疏肝理气为主，予以四逆散为主，且四肢畏寒、便溏、嗜睡、神疲乏力、头晕。考虑因甲状腺的损伤，甲状腺激素分泌相对或绝对不足，元气大伤，耗气伤血尤为明显，故出现口干、寐差、疲劳、乏力等表现。中医分析肝气犯脾，脾失健运，水谷不化，脾气衰弱不能升清，脾肾久病，耗气伤阳。脾为湿土之脏，湿热内蕴中焦，阻碍气机，不能升清降浊，水、津液不能正常转输，而使水液输布异常，导致小便清长、便溏，因此疏肝解郁、理气化痰的同时，须以温阳健脾补肾为法。方中取柴胡、香附入肝胆经，疏肝解郁，南沙参健脾益气同为君药。同时臣以苦温之白术健脾燥湿，加强益气助运之力，又加白芍敛阴养血柔肝，与柴胡合用，以补养肝血，条达肝气，可使柴胡升散而无耗伤阴血之弊。佐以枳实理气解郁，泄热破结，与白芍相配，又能理气和血，使气血调和。同时佐以甘淡茯苓，健脾渗湿，苓术相配，则健脾祛湿之功益著。使以炙甘草，益气和中，调和诸药，更加法半夏燥湿化痰，枳实行气降逆除痞，石菖蒲开窍醒脑，黄芩清热燥湿，菟丝子补肝益肾，川芎行气活血，酸枣仁、远志养心安神助眠等。经过疏肝解郁、健脾理气等治疗，患者于二诊、三诊时相关症状均有好转，药证相符，随症加减，而获良效。

（胡陵静主诊　刘楠整理）

宫颈癌医案

患者刘某，女，40岁，于2021年8月3日初诊。

主诉： 宫颈鳞癌术后1年，伴小便少1月余。

现病史： 患者于2020年6月体检时宫颈液基薄层细胞学检查（TCT）提示宫颈高级别鳞状上皮内病变（HSIL CIN 3级），局部累及腺体。遂到外院行子宫及附件全切术，术后病理诊断为浸润性低分化鳞状细胞癌（T1B1N0M0）。患者术后未行放疗及化疗，术后出现排尿困难，小腹急胀难忍，须导尿才能缓解症状，出院后仍无法自主排尿，每天自行在家导尿3~4次，严重影响生活质量，辗转多家医院无效，患者及家属苦不堪言，为进一步治疗，前来就诊。

四诊摘要： 患者精神状态欠佳，小便难，点滴排出，约5 mL，小腹急胀不适，每天导尿3~4次，口渴，饮不解渴，伴神疲乏力，手足不温，腰膝酸软，纳眠欠佳，大便干结，2~3日一次。舌淡，少津，苔薄白，脉沉细。望诊：小腹稍膨隆；叩诊：膀胱叩诊浊音。

西医诊断： 宫颈恶性肿瘤（低分化鳞状细胞癌，T1B1N0M0）术后尿潴留。

中医诊断： 1. 积聚；2. 癃闭。

中医辨证： 中土亏虚，水湿内停，癌毒内蕴。

治法：培土补中，利尿通淋，解毒抗癌。

方药：黄芽汤合春泽汤加减。

人参 15 g，黄芪 30 g，茯苓 15 g，炒火麻仁 30 g，盐菟丝子 30 g，石菖蒲 15 g，桔梗 15 g，排风藤 15 g，麸炒白术 15 g，金钱草 30 g，盐泽泻 30 g，猪苓 15 g，桂枝 15 g，白花蛇舌草 30 g，醋香附 15 g，干姜 9 g，炙甘草 6 g。

服法：水煎温服，每日 1 剂，每日 3 次，共 7 剂。

2021 年 8 月 12 日二诊：患者精神较前稍好转，自行排尿量较前有所增多，50 mL/次，每日导尿 1 次，小腹急胀、口渴明显缓解，大便正常，仍伴神疲乏力、纳眠欠佳，大便 1 次/日，质软成形。舌淡红，苔薄白，脉沉细。效不更方，在初诊方药基础上去火麻仁，加蜜远志 15 g，水煎温服，每日 1 剂，每日 3 次，继服 14 剂。

2021 年 8 月 27 日三诊：患者精神状态明显好转，自行排尿最多 150 mL/次，未再导尿，睡眠好转，仍纳差。继以原方加炒莱菔子 15 g，水煎温服，每日 1 剂，每日 3 次，继服 14 剂。以后复诊小便基本恢复正常，未再导尿，随症加减，巩固治疗至今。

按：患者为中年女性，病因为宫颈癌术后引起尿潴留。现代医学认为，该术式手术创伤大，易伤及周围神经，引起神经源性膀胱麻痹，进而诱发术后尿潴留。该病属于中医“癃闭”范畴，胡师认为宫颈癌手术相当于金刃伤，可耗伤人体正气，脾为后天之本，因此脾胃亏虚，黄氏《四圣心源》载“中气衰则升降窒”“四维之病，悉因于中气。中气者，和济水火之机，升降金木之轴”，中土枢机不利，致肝、心、肺、肾四脏功能紊乱，气机升降失司，水液内停于膀胱，形成癃闭。胡师遵循“一气周流”理论思路，从补脾肾、利气机和祛水湿的治法施治。初诊时患者宫颈癌术后，正气大伤，先后天之气亦虚，小便难，小腹急胀不适，是机体气化失常、水液内停于膀胱所致；口渴，饮不解渴，为水液停于下焦、脾气不升、津不上承所致；神疲乏力为脾气亏虚之象；手足不温，腰膝酸软，为肾阳亏虚表现；舌淡，少津，苔薄白，脉沉细，为脾肾亏虚、水液内停之征象。综合四诊信息，结合“一气周流”思路，当前阶段应以培中补脾、恢复气机周流为主，辅以补肾、宣肺、利水等宣通气机、促进水液排泄，方用黄芽汤合春泽汤加减。黄芽汤出自黄元御《四圣心源》，是健脾暖土、运转中气的基本方，由人参、干姜、茯苓、炙甘草四药组成，有治理中气、崇阳补火、培土泻水之效。黄元御言：“中气之治，崇阳补火，则宜参、姜；培土泻水，则宜甘、苓。”春泽汤出自清代医家汪昂《医方集解》，为“气虚伤湿，渴而小便不利”而设，由泽泻、猪苓、茯苓、白术、桂枝、人参组成，有升清降浊、益气温阳、健脾利湿之效，其中五苓散洁净府以通足太阳之气，渗利水湿，加人参补益脾肺之气，复振气机。另方中加黄芪健脾益肺；香附疏肝理气；桔梗宣发肺气，下病上治，《本草求真》言其“升提肺气，为诸药舟楫，使清气得以上升，浊气自克下降”；菟丝子温补肾阳以助气化；金钱草助利水渗湿；石菖蒲开窍祛湿；火麻仁润肠通便；莱菔子消食和胃；远志安神益智；排风藤、白花蛇舌草祛湿散结抗癌。诸药合用，共奏补中土、调四维、利气机、祛水湿之效。首诊后服药 7 剂，二诊时患者诉尿潴留症状得以明显缓解，由每日导尿 3~4 次变为每日导尿 1 次，可自行排尿约 50 mL/次，可见辨证准确，用药精炼，效如桴鼓。

（胡陵静主诊　杨丽整理）

子宫内膜癌医案

患者覃某，女，44 岁，于 2021 年 3 月 8 日初诊。

主诉：子宫内膜癌术后 1 月余，排尿困难半月。

现病史：患者 2021 年 2 月因“阴道不规则流血 1 个月”在外院确诊为子宫内膜癌，行“广泛全子宫切除术+双附件切除术+双侧盆腔淋巴结切除术+盆腔粘连松解术”。术后 2 周拔除尿管后仍无法自主排尿，出院后一直采用临时尿管导尿帮助排尿。患者痛苦不堪，遂来重庆市中医院就诊寻求中药治疗，残余尿测定提示尿潴留 300 mL。

四诊摘要：自主排尿困难，每次解出 10 mL 尿液，每天自行导尿 2 次，下腹坠胀、冷痛，小便色黄，伴体倦乏力、头部昏沉，纳差，睡眠差，大便稀溏，日 2～3 次。舌淡红，舌边有齿痕，苔薄白，脉沉细。

西医诊断：1. 子宫内膜癌术后；2. 尿潴留。

中医诊断：1. 癥瘕；2. 癃闭。

中医辨证：中气不足，脾肾阳虚，癌毒内蕴。

治法：补中益气，温补脾肾，解毒抗癌。

方药：补中益气汤合金匮肾气丸加减。

黄芪 30 g，党参 15 g，白术 15 g，陈皮 15 g，当归 10 g，升麻 10 g，熟地黄 15 g，山茱萸 15 g，山药 15 g，泽泻 15 g，茯苓

15 g，肉桂 6 g，附片 10 g（先煎），石菖蒲 15 g，金樱子 15 g，白花蛇舌草 15 g，焦神曲 15 g，甘草 9 g。

服法：水煎温服，每日 1 剂，每日 3 次，共 7 剂。

2021 年 3 月 25 日二诊：患者自诉排尿较前通畅，每次解出 50 mL 尿液，每天自行导尿 1 次，下腹坠胀、冷痛明显缓解，大便较前成形，仍失眠，头昏明显改善，舌质淡，苔薄白，脉弦细。原方基础上去肉桂、附片；加天麻 10 g、酸枣仁 15 g，水煎温服，每日 1 剂，每日 3 次，共 7 剂。

2021 年 4 月 10 日三诊：患者排尿困难基本缓解，能自行排尿，未再导尿，再服 7 剂巩固疗效，此后门诊随访至今，病情稳定。

按：该患者因子宫内膜癌根治手术损伤了其正气，脏腑功能减退，脾肾亏虚，肾为“先天之本”，脾为“后天之本”；正如《灵枢·口问》曰：“中气不足，溲便为之变。”《素问·阴阳应象大论》“无阳则阴无以化”。脾虚不运，致清气不能上升，则浊气难以下降，水湿不化，下聚膀胱，日久化瘀，湿瘀互结致膀胱气化不利，加之肾虚气不化水，小便因而不通，而成癃闭。以补中益气汤健脾益肺，升清化浊，以金匮肾气丸温补肾阳，化气行水。方中黄芪健脾气，固肺气，重用熟地黄以滋阴补肾，共为君药；臣以党参补元气，白术燥湿健脾，山药、山茱萸、金樱子补脾益气、滋补肝肾；佐以当归和血补阴，茯苓、泽泻健脾渗湿、利水消肿，肉桂、附片温肾助阳、补命门真火，陈皮行气宽中、导滞，再配以升麻升阳举陷，调和中焦，辅以石菖蒲化湿开窍，白花蛇舌草解毒抗癌；甘草和中益脾为使药。切中病因病机，选方用药得当。二诊中配以酸枣仁宁心安神，天麻平抑肝阳，焦神曲消食开胃，随症加减，故获疗效。

（胡陵静主诊　何群琼整理）

卵巢癌医案

患者冯某，女，46岁，于2021年7月26日初诊。

主诉：腰骶部坠胀3年余，末次化疗后1月余。

现病史：患者3年余前因腰骶部胀痛至外院就诊，考虑卵巢癌，后行卵巢肿瘤减灭术，术后病理提示卵巢高级别浆液性癌Ⅲc期。术后予TP方案化疗8周期，定期复查未见肿瘤进展。2020年8月初因腰骶部坠胀伴尿痛，再次外院就诊，考虑肿瘤复发，再予TP方案化疗；后于2020年9月初再行盆腔肿瘤手术切除，术后再予以全身化疗3周期。就诊前1周无明显诱因出现腰部坠胀加重，为进一步诊治再次收入院。

四诊摘要：肢软乏力，腰部坠胀不适，活动后加重，潮热汗出，口干，纳差，夜尿频数。舌红，苔少，脉弦。

辅助检查：2018年术后病理提示卵巢高级别浆液性癌Ⅲc期。

西医诊断：卵巢高级别浆液性癌术后化疗后复发伴膀胱后壁、直肠、盆腔转移Ⅳ期。

中医诊断：癥积。

中医辨证：脾肾两虚，癌毒内蕴。

治法：健脾益肾，解毒抗癌。

方药：四君子汤合二至丸加减。

太子参30 g，黄芪30 g，茯苓15 g，白术15 g，枸杞15 g，

续断 15 g，香附 15 g，白芍 15 g，酒女贞子 15 g，墨旱莲 30 g，蜈蚣 2 条，槟榔 15 g，红豆杉 3 g，鸡内金 15 g，甘草 6 g。

服法：水煎温服，每日 1 剂，每日 3 次，共 5 剂。

2021 年 8 月 10 日二诊：患者腰部坠胀症状较前减轻，腹胀较前减轻，纳食较前稍有增加，二便调，仍潮热汗出，舌红，苔少，脉弦。继以原方去槟榔，加白薇 6g，清退虚热。水煎温服，每日 1 剂，每日 3 次，共 7 剂。

2021 年 9 月 1 日三诊：患者腰部坠胀明显减轻，食纳转香，虚热汗出症状较前明显减轻，仍稍有乏力，二便调，舌淡红，苔薄，脉弦。效不更方，去太子参，改为南沙参 30 g，黄芪增至 40 g 以增强益气补肺之力量，水煎温服，每日 1 剂，每日 3 次，共 7 剂。

2021 年 9 月 5 日四诊：患者乏力症状有明显缓解，腰部坠胀减轻，纳食可，几乎无虚热汗出，自觉生活质量较前明显提高。在原方基础上随症加减，并嘱患者避风寒、畅情志、慎起居、节饮食。一直复诊至今，生活如常人。

按：卵巢癌为妇科常见恶性肿瘤，该患者术后卵巢恶性肿瘤诊断明确。中医学虽无卵巢癌的明确记载，但追溯起来可以概括为“癥瘕”“积聚”“伏梁”“肠覃”等。中医认为卵巢癌多由内因、外邪合而致病，内因多由情志不畅、饮食失宜、素体体虚、久病过劳等因素，损及冲任及脾、肝、肾三脏，气滞血瘀，后经寒、湿、热等外邪入侵后，癌毒内生发为肿瘤。可见，卵巢癌的发病多与肾、肝、脾三脏有关，而其病因病机以正虚邪盛为主。由于机体正气虚弱，瘀、毒、痰等病因交结少腹，胞宫失养，冲任失调，最终导致卵巢癌的发生。

该患者为卵巢癌术后、多次化疗后，初诊时患者以腰部坠胀不适，潮热汗出，口干口渴，肢软乏力，纳差为主要临床表现。又见舌红、苔少、脉弦，四诊合参，辨证为脾肾两虚、癌毒内蕴。治以健脾益肾、解毒抗癌。方以四君子汤合二至丸加减。肾主骨生髓，肾阴虚，阴精不能濡润于下，故腰部坠胀，下肢乏力；足少阴之脉贯舌循喉，阴精不升，故舌燥咽干。方中太子参益气生津、黄芪健脾益气共为君药；茯苓、白术健脾化湿，女贞子、旱墨莲滋肾养肝，共为臣药；续断补肾强筋骨，香附疏肝行气，白芍补血柔肝止痛，槟榔下气消积，蜈蚣通络止痛、攻毒散结，鸡内金消食化积，共为佐药；甘草调和诸药。全方共奏健脾益肾、解毒抗癌之功效。药证相符，效如桴鼓，随访至今。

古人云："正气存内，邪不可干，邪之所凑，其气必虚。"在中医学中，脾胃为气血生化之源，人体所需的精气血津液不能得以充实，元气亏虚，人身之正气衰弱，邪气渐长，日久而发为肿瘤。临床中多数恶性肿瘤术后、放化疗后的患者都会存在不同程度的脾虚症状，故治疗中应重视固护脾胃功能。

胡师在卵巢癌治疗过程中，基于其正虚邪盛的病因病机，拟用方剂大多从扶正解毒、祛瘀抗癌着手。她认为手术、放化疗等西医治疗手段隶属于攻伐之道，易伤人体正气，气不足，"痰、瘀、癌毒"互结，导致卵巢癌的发生；正气不足、内伤七情以及毒邪是卵巢癌发生的重要机制，其中又以毒邪最为重要。故在临证中，她主张详细辨证脾虚、气虚、气滞、血瘀等因素，灵活运用扶正、祛邪、减毒、增效等多种方式，权衡扶正与祛邪轻重，仔细审查病机，故获良效。该患者至今门诊随访，症状改善明显，彰显了中医药在改善中晚期卵巢癌患者生活质量、降低放化疗毒副反应、提高患者生活质量方面的巨大优势。

（胡陵静主诊　陈皎皎整理）

前列腺癌医案

患者田某，男，53岁，于2022年3月14日初诊。

主诉：反复排尿困难近1年，反复腰骶部疼痛2月余。

现病史：患者于2021年4月无明显诱因出现排尿困难、尿线变细，伴尿频、尿淋漓、尿痛，夜尿3～4次。2021年8月排尿困难加重，于10月查前列腺特异性抗原：9858.8 ng/mL，进一步完善胸腹CT、腰椎MRI、前列腺穿刺活检等，活检提示腺泡腺癌，于11月4日在全麻下行前列腺等离子电切术，术后予以阿比特龙、泼尼松内分泌治疗中。患者仍有排尿困难，食欲欠佳，今为求进一步治疗来重庆市中医院就诊。

四诊摘要：面色㿠白，神疲乏力，阵性腰部疼痛，腰以下常有冷感，下肢稍肿胀，食欲欠佳，夜寐安，偶有排尿困难，小便淋漓不尽，夜尿3～4次，大便稍稀溏。舌质淡胖，边有齿痕，苔白，脉沉细。

西医诊断：前列腺癌伴淋巴结、骨、输尿管转移(T4N1M1b)，术后内分泌治疗中。

中医诊断：癃闭。

中医辨证：脾肾阳虚，癌毒内蕴。

治法：补益脾肾，解毒抗癌。

方药：四君子汤合金匮肾气丸加减化裁。

人参 10 g，白术 15 g，茯苓 15 g，熟地黄 10 g，山药 30 g，山萸肉 15 g，泽泻 15 g，附片 15g（先煎），肉桂 10 g，薏苡仁 30 g，烫骨碎补 15 g，续断 15 g，盐杜仲 15 g，盐菟丝子 30 g，红豆杉 6 g，金樱子肉 30 g，姜厚朴 10 g，炒鸡内金 30 g，白花蛇舌草 30 g，甘草 6 g。

服法： 水煎温服，每日 1 剂，每日 3 次，共 4 剂。

2022 年 3 月 24 日二诊： 患者神疲乏力较前改善，腰部疼痛，腰以下常有冷感有所减轻，饮食稍增加，大便仍稍稀溏，夜尿 2 次，舌脉同前。效不更方，原方去杜仲，加芡实 30 g 固肾补脾止泻，加六神曲 15g 消食化积，水煎温服，每日 1 剂，每日 3 次，共 10 剂，定期输注唑来膦酸抗骨转移治疗。

2022 年 4 月 15 日四诊： 腿软及身半以下冷感明显缓解，纳食增加，大便正常，仍头晕，乏力。复查血常规提示轻度贫血，故在原方基础上去附片、肉桂，加用黄芪 40 g 补气托中，阿胶珠 3 g（冲服）补血养血，水煎温服，每日 1 剂，每日 3 次，共 10 剂。患者继续门诊复诊，随症加减，并嘱患者加强营养、避风寒、调情志，至今病情稳定。

按： 前列腺癌发病者多为中老年人，属中医“癃闭”“淋证”等范畴。患者下焦亏虚，天癸渐竭，肾气亏虚，加之患者经历了长时间的内分泌抗雄治疗、激素治疗等，致脾胃损伤，日久致肾更虚，肾阳亏损，气化失司，故出现面色㿠白，神疲乏力，腰痛及腰以下冷感，下肢肿胀，夜尿多，大便稀溏，食欲欠佳等症状，结合舌苔脉象，实为一派脾胃亏虚、肾阳不足之象，辨证属脾肾阳虚。法当健脾益气，温补肾阳，振奋阳气，阳气振奋则功能可复。故方选四君子汤合金匮肾气丸加减化裁。四君子汤源于《太平惠民和剂局方》，功效大补元气、健脾益胃。金匮肾气丸乃仲景名方，方中肉桂、附片温命门真火，令阳气旺则气化复，气化复则水津升降不失其度，运行不停其机，配熟地黄、山药、山萸肉补肾填精，寓阳中求阴之意，茯苓、泽泻利水渗湿，与桂附同用温阳、利水，相辅相成。腰为肾之府，腰痛乃肾气虚损之表现，故加续断、杜仲、骨碎补补肾强腰；酌加菟丝子补肾益阳、金樱子缩尿固精，以改善夜尿频数之症状；加红豆杉、白花蛇舌草清热解毒、抗癌散结；厚朴温中行气，防补益药物过于滋腻；鸡内金消食化积固护脾胃之气，甘草调和诸药。初诊、二诊后，肾阳不足得以改善，去辛温性热之附片，中病即止，随症加减补气托中、补肾填精助阳之品，明显改善了患者的生活质量，为后续西医内分泌及激素治疗提供了有力保障。该治疗方案体现了中医药在减少内分泌治疗副反应、协同增效、改善患者体质、提高疗效及患者生活质量中的积极意义。

（胡陵静主诊　何苗整理）

膀胱癌医案

患者孙某，男，91岁，于2022年4月13日初诊。

主诉：反复肉眼尿血2月余。

现病史：患者2月余前无明显诱因出现肉眼血尿于外院就诊，完善腹部增强CT：膀胱右侧壁占位（23 mm×22 mm），右侧腹股沟及右侧髂外淋巴结增大，转移待排；行膀胱镜检查并取病理活检，提示浸润性高级别乳头状尿路上皮癌。因患者高龄，难以耐受，故未行手术等治疗，口服止血药物治疗，疗效欠佳。今为进一步治疗，前来就诊。

四诊摘要：患者仍有肉眼血尿，色淡红，伴小便频数，10～12次/日，神疲乏力，腰膝酸软，夜间潮热盗汗，五心烦热，偶有夜间咳嗽、咳痰，痰不多，不思饮食，夜寐一般，大便偏干。舌红，少苔，脉细数。

西医诊断：膀胱癌。

中医诊断：尿血。

中医辨证：脾肾亏虚，虚火上炎证。

治法：补益脾肾，滋阴降火，凉血止血。

方药：四君子汤合自拟滋阴止血汤加减。

南沙参30 g，茯苓15 g，白术15 g，盐黄柏15 g，知母15 g，山药15 g，熟地黄10 g，仙鹤草30 g，见血清15 g，金樱子肉30 g，盐覆盆子 15 g，小蓟 15 g，炒鸡内金 30 g，血余炭 15 g，桔梗 15 g，甘草 6 g。

服法：水煎温服，每日 1 剂，每日 3 次，共 7 剂。

2022 年 4 月 20 日二诊：患者血尿颜色较前明显变浅，咳嗽明显缓解，仍肢软乏力，小便次数减少，约 8～10 次/日，其他症状均有不同程度缓解。原方去桔梗，加川牛膝 15 g、乌药 10 g，水煎温服，每日 1 剂，每日 3 次，共 14 剂。

2022 年 5 月 9 日三诊：患者诉未见明显肉眼血尿，查尿常规：红细胞（-），仍肢软乏力，小便 6～8 次/日。原方基础上去见血清、血余炭，加黄芪 30 g、盐菟丝子 30 g。水煎温服，每日 1 剂，每日 3 次，共 14 剂。后随访，患者规律服药，症状控制尚可，余无特殊不适，随访至今。

按：本案患者为膀胱癌，患者高龄，难以耐受手术等治疗，经西医综合治疗后病情未得到有效控制，病程迁延。患者年九旬，久病体虚，脾肾亏虚，出现神疲乏力、腰膝酸软、小便频数等症；阴血亏虚，虚火内生，则潮热盗汗、五心烦热；火热迫血妄行而致尿血；结合患者舌苔脉象，综合辨证为脾肾亏虚、虚火上炎证，胡师治以补益脾肾、滋阴降火、凉血止血，方选四君子汤合自拟滋阴止血汤（熟地黄、山药、茯苓、知母、黄柏、小蓟、仙鹤草、血余炭），并随症加减。四君子汤为治疗脾气虚弱的基础方剂，方中人参甘温，入脾肺二经，大补元气，为君药，因患者年迈，久病气阴两虚，虚不受补，因此将人参更换为南沙参养阴益气；白术甘苦温，健脾燥湿，健胃和中，为臣药；茯苓甘淡而平，渗湿健脾，辅以白术使湿从小便而去，增强健脾除湿之功，为佐药；使以甘草甘温益气，调和诸药。自拟滋阴止血汤是知柏地黄丸去泽泻、牡丹皮、山茱萸，加小蓟、仙鹤草、血余炭组方而成，方中熟地黄滋肾填精，山药滋肾补脾，共补以收补肾治本之功；茯苓、白术配山药补脾肾而渗脾湿；知母、黄柏降相火、去肾火。清唐容川《血证论》载："惟以止血为第一要法。血止之后，其离经而未吐出者，是为瘀血……故以消瘀为第二法；止血消瘀之后，又恐血再潮动，则须用药安之，故以宁血为第三法……去血既多，阴无有不虚者矣……故又以补虚为收功之法，四者乃通治血证之大纲"，提出止血、消瘀、宁血、补虚的治血四法。遵治血四法，当以止血为第一要法，故加小蓟、见血清凉血止血；仙鹤草收敛止血；为保证止血不留瘀，故加血余炭活血化瘀；金樱子肉、覆盆子收敛固涩；桔梗宣肺化痰止咳；炒鸡内金消积健脾；诸药相伍，共奏补益脾肾、滋阴降火、凉血止血之功。二诊时，患者尿血颜色较前变浅，咳嗽缓解，可知首方得效，故前方去桔梗，当加川牛膝逐瘀、引血下行以宁血平冲，加乌药安肾行气。所谓宁血，其含义有二，一是出血虽止，病势渐缓，仍须巩固治疗其本，使血得以安宁，免遭火热之邪灼迫；二是宁血亦是宁气，治血不治气，气终塑滞，而血不能返其故道。三诊时，患者未见肉眼血尿，《血证论》指出："去血既多，阴无有不虚矣，阴者阳之守，阴虚则阳无所附，久且阳随而亡，故又以补虚为收功之法。"疾病早期用药多峻猛，长期疾病消耗，后期脾肾亏虚者多，因此于原方去见血清、血余炭，加黄芪健脾益气生血，盐菟丝子温补肾阳，扶正补虚，巩固疗效。

（胡陵静主诊　杨丽整理）

脑瘤医案

患者周某，女，66岁，于2020年9月4日初诊。

主诉：脑胶质瘤术后放疗后10年余，复发再手术近2月。

现病史：患者于2010年7月因头晕头痛行头颅CT，提示右顶叶占位性病变，立即行头部肿瘤切除术，术后病理提示间变型少突角质星形细胞瘤（WHO：Ⅱ级）。术后行伽玛刀放疗，长期口服中药治疗，定期复查未见复发迹象。近2月来，患者出现左下肢乏力，进行性加重，伴有头晕，复查头颅增强CT，提示右侧顶叶较前（2017年12月）新增囊实性强化病灶，肿瘤复发不排除。转入西医院行颅脑增强MRI，提示肿瘤复发，再次行姑息减瘤手术，术后病理提示间变型少突角质星形细胞瘤（WHO：Ⅲ级）。术后为进一步康复治疗，再次入肿瘤血液病科治疗。

四诊摘要：左下肢乏力，行走困难，疼痛麻木，感觉减退，伴有头晕耳鸣，夜尿频数，3～4次/夜。舌淡白，苔厚腻，脉沉细涩，舌下络脉迂曲。

西医诊断：脑胶质瘤术后伽玛刀放疗后，复发术后。

中医诊断：脑瘤。

中医辨证：肾精亏虚，痰瘀毒结。

治法：滋补肾精，化痰活血，抗癌散结。

方药：涤痰汤、通窍活血汤合六味地黄丸加减。

胆南星 15 g，法半夏 15 g，枳实 10 g，茯苓 10 g，石菖蒲 15 g，竹茹 10 g，赤芍 3 g，川芎 9 g，莪术 15 g，红花 9 g，熟地黄 15 g，山茱萸 15 g，山药 15 g，红豆杉 6 g，白花蛇舌草 30 g，甘草 6 g。

服法：水煎温服，每日 1 剂，每日 3 次，共 5 剂。

2020 年 9 月 16 日二诊：服药后，左下肢乏力减轻，疼痛麻木减轻，夜尿减少，2～3 次/夜，仍感头晕。效不更方，继以原方加天麻 10 g。水煎温服，每日 1 剂，每日 3 次，共 7 剂。

2020 年 10 月 4 日三诊：患者可下床行走，稍感左下肢乏力，偶有疼痛麻木，但不影响日常生活。后定期复诊，随症加减，病情稳定，生活基本能够自理。

按：患者平素起居无常，饮食无度，好食肥甘厚味，损伤脾胃，湿浊内生，日久导致形体肥胖，湿聚生痰，气机不畅，痰瘀互结，上蒙清窍，脑部脉络运行不畅，进一步致气滞血瘀，痰浊、瘀血、癌毒郁久化为脑瘤。中医认为手术及放化疗会使人体正气受损，患者因脑胶质瘤行手术及多次放疗，正气不足。《内经》云："正气存内，邪不可干。"正气不足，癌毒再次侵犯，故脑瘤复发。患者痰浊瘀血未除，阻滞经脉肌肉，气血运行不畅，日久失养，出现肢体乏力，疼痛麻木，感觉减退。患者老年女性，久病失养，肾精亏损，肾主骨，骨生髓，无以生髓，髓海空虚，故出现头晕耳鸣。肾主藏精，主水，主纳气，肾精亏虚，则肾气不足，固摄无力，夜尿频数。舌淡白，苔厚腻，乃痰湿之征；脉沉细涩，为肾虚之征；舌下络脉迂曲，亦是血瘀之象。选用涤痰汤涤痰开窍，通窍活血汤活血通窍，六味地黄丸滋补肾精，紧扣病机，疗效显著。

（胡陵静主诊　段彤整理）

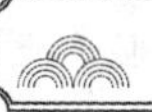

原发免疫性血小板减少症医案

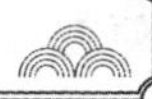

患者雷某，男，33岁，于2020年11月20日初诊。

主诉：全身多发散在瘀斑、瘀点2月余。

现病史：患者2月余前发现全身多发散在瘀斑、瘀点，就诊于重庆市中医院，血常规结果示血小板52×10^9/L，诊断为“原发免疫性血小板减少症”，予以抗组胺及口服强的松等治疗后好转。但病情反复，仍有全身皮下散在多发瘀点。现患者长期口服强的松（5 mg，qd）维持治疗，今为进一步治疗来重庆市中医院门诊就诊。

四诊摘要：全身散在多发瘀斑、瘀点，乏力，口干喜冷，无口苦，纳差，夜寐不安，潮热盗汗，手足心热，小便黄，大便干结坚硬，3日一行，患者平素喜食辛辣之品。舌红绛，苔薄黄，脉数。

西医诊断：原发免疫性血小板减少症。

中医诊断：血证。

中医辨证：邪热内盛，气血两燔。

方药：犀角地黄汤合白虎汤加减。

水牛角20 g（先煎），赤芍15 g，生地黄15 g，牡丹皮15 g，生石膏20g（先煎），知母15 g，当归10 g，白茅根30 g，仙鹤草30 g，玄参15 g，地骨皮15 g，浮小麦30 g，甘草6 g。

服法：水煎温服，每日1剂，每日3次，共7剂。

2020年12月6日二诊：患者全身散在瘀斑、瘀点较前减少，无新发，潮热盗汗稍减轻，全身乏力较前好转，仍有汗出，大便变软，2日一行，又出现咽喉肿痛，口干较前明显，复查PLT：90×10^9/L（较前明显升高）。证治同前，予原方去浮小麦，加蒲公英30 g、麦芽30 g清热解毒，玉竹15 g滋阴清热，百合20 g润肺养阴。水煎温服，每日1剂，每日3次，共14剂。

2021年1月5日三诊：患者皮下瘀斑较前明显减少，潮热盗汗消失，咽喉肿痛明显减轻，纳食增加，乏力较前明显好转，汗出、口干等较前减轻，复查PLT：254×10^9/L，（血小板计数指标正常）。继续原方随症加减治疗，定期复查血小板计数（指标在正常范围内），病情稳定。

按：《证治汇补》谓："热极沸腾发为斑，热则伤血，血热不散，里实表虚，出于皮肤而为斑。"患者青年男性，平时喜食辛辣之品，日久积热，邪热内盛，热伤于气，进而伤血，迫血妄行，血液溢于脉外，瘀于皮下，故发为斑。患者经抗组胺及糖皮质激素等治疗后，损及脾胃，脾阳亏虚，脾不统血，气虚不摄，更致血溢脉外，瘀斑更甚。脾胃亏虚，气血生化乏源，故乏力；气虚不固，则汗出；津液耗损，生化乏源，故口干明显。吴鞠通《温病条辨》下焦篇曰："时欲漱口不欲咽，大便黑而易者，有瘀血也，犀角地黄汤主之。……犀角味咸，入下焦血分以清热，生地黄去积聚而补阴，白芍去恶血、生新血，牡丹皮泻血中伏火，此蓄血自得下行，故用此轻剂以调之也。"故予以犀角地黄汤合白虎汤加减清热解毒，凉血散血，辅以当归养血补血，白茅根、仙鹤草清热凉血止血。二诊患者热盛伤阴，热毒聚而成毒，故加以蒲公英、麦芽清热解毒，玉竹、百合滋阴清热。后患者病情基本稳定，继续长期口服中药治疗。

（胡陵静主诊　李航、张琦傲整理）

白血病医案一

患者刘某，女，74岁，于2021年2月22日初诊。

主诉：发现贫血20年余，全身乏力1年余。

现病史：20年余前患者无明显诱因出现头晕，血常规提示中度贫血，未进一步检查及治疗。1年余前出现全身乏力，食欲下降，于外院胃镜检查示：慢性萎缩性胃炎；骨髓活检病理诊断：（骨髓）有核细胞增生活跃，粒红比明显增高，淋巴细胞增多，以T细胞为主，偶见吞噬现象，请结合临床；骨髓穿刺示：淋巴细胞增生异常，TCR基因重排（检测到TCR相关基因发生单克隆性重排）。诊断为大颗粒淋巴细胞性白血病，继发纯红细胞再生障碍性贫血。外院予输血治疗后乏力、耳鸣改善。近段时间精神状态较差，全身乏力明显，故来重庆市中医院进一步诊治。

四诊摘要：神倦乏力，气短下坠，自汗，头晕耳鸣，腰膝酸软，不思饮食，夜寐不安，大便稀溏。舌淡，苔薄黄，脉细数。

西医诊断：1. 大颗粒淋巴细胞性白血病；2. 继发性纯红细胞再生障碍性贫血。

中医诊断：虚劳。

中医辨证：中气下陷，脾肾两虚。

治法：补中益气，升阳举陷，健脾补肾。

方药：补中益气汤合肾气丸加减。

黄芪 30 g，党参 30 g，炒白术 15 g，北柴胡 10 g，升麻 10 g，当归 15 g，陈皮 10 g，茯苓 15 g，山药 15 g，芡实 15 g，酸枣仁 15 g，熟地黄 15 g，山茱萸 15 g，杜仲 15 g，骨碎补 15 g，浮小麦 30 g，神曲 15 g，甘草 6 g。

服法：水煎温服，每日 1 剂，每日 3 次，共 3 剂。

2021 年 3 月 1 日二诊：服药后乏力较前改善，大便稀溏改善，但仍不成形，头痛头晕改善，仍有腰膝酸软，眠差，纳差。舌淡，苔薄黄，脉细数。效不更方，继守前方增加黄芪剂量为 50 g，另加鸡内金 30 g、茯神 15 g，水煎温服，每日 1 剂，每日 3 次，共 5 剂，

2021 年 3 月 15 日三诊：患者乏力头晕、腰膝酸软明显改善，食纳增加，仍眠差，自汗出，再次予以原方去柴胡、杜仲，加煅龙骨 30 g（先煎）、煅牡蛎 30 g（先煎），水煎温服，二日 1 剂，每日 3 次，共 7 剂。以后门诊复诊，随症加减，并嘱患者加强营养、避风寒、调情志，至今生活自理如常人。

按：胡师认为，大颗粒淋巴细胞性白血病、继发纯红细胞再生障碍性贫血均属中医“虚劳”范畴。该患者初诊症见神疲乏力、自汗、纳差、便溏，均为脾气虚弱之表现，气短下坠为中气下陷之典型表现。脾为后天之本，气血生化之源，阴阳升降之轴，饮食劳倦，脾胃受伤，生化不及，谷气有亏，故可见神倦乏力，不思饮食，大便稀溏；清阳下陷，常见气不接续，或气短下坠；肾为先天之本，主骨，生髓，患者老年，肾气衰弱，可见头晕耳鸣、腰膝酸软等症。综合诸症，是为中气下陷、脾肾两虚之表现，故投以补中益气汤合肾气丸加减化裁。方中黄芪补肺气、实皮毛、益中气、升清阳，对于气虚不足、表卫不固、清阳下陷诸证，可以全面兼顾，故为君药；党参能补下焦元气，壮脾胃谷

气，益上焦肺气，得健脾益气之白术、甘草相助，则脾肾生机旺盛，卫气有源，与黄芪共呈开源节流，补中益气之功；配升麻升发中焦脾阳，柴胡升发下焦肝气，协助黄芪共呈升阳举陷之效；当归养血调肝，熟地黄滋阴补血、填精益髓，山茱萸补益肝肾，酸枣仁养心安神，杜仲、骨碎补补肾强骨，陈皮醒脾理气，浮小麦益气出热止汗，神曲消积健脾，共为佐药；甘草为使药，调和诸药。二诊患者症状有明显改善，提示药证相符，效不更方，守前方继续予补中益气汤合肾气丸口服，加大黄芪用量增加其益气固摄之力量，同时加茯神养心安神，鸡内金消积健脾。三诊患者诸症均有所改善，除外仍眠差，故加煅龙骨、煅牡蛎收敛固涩、重镇安神。

胡师认为，综合全方，一是补气健脾以治气虚之本；一是升提下陷阳气，以求浊降升清。于是脾胃调和，水谷精气生化有源，脾胃气虚诸症可自愈。正如《内经》曰："劳者温之，损者益之。"同时针对白血病，中医治以补肾填精生髓，亦是治疗的重要法则，脾肾同治则可达到治病求本的目的，方可取效。患者至今门诊随访，症状改善明显，贫血较前改善，延长了依靠输血治疗的周期，提高了生活质量。

（胡陵静主诊　陈皎皎整理）

白血病医案二

患者蒋某，女，66岁，于2022年1月19日初诊。

主诉：头晕乏力3月余，末次化疗后1月余。

现病史：2021年10月底患者无明显诱因出现头晕、乏力，血常规提示：白细胞减少、中度贫血，外院骨髓细胞学检查：骨髓增生活跃，原始细胞占38%，骨髓流式细胞学：异常髓系原始幼稚细胞约占全部有核细胞9.86%，单核细胞约占全部有核细胞13.52%，其中约占全部有核细胞3.6%为幼稚单核细胞。急性白血病融合基因：WT1检测：阳性。急性白血病突变基因：DNMT3A突变，诊断为：急性髓系白血病高危组，予数周期诱导治疗评价为CR，为行巩固治疗来重庆市中医院就诊。

四诊摘要：神倦乏力，面色苍白，恶心欲吐，纳呆食少，时有胸闷，腹部胀痛，肢体浮肿，夜寐不安，大便难解。舌淡，苔白厚腻、边有齿痕，脉弦细。

西医诊断：急性髓系白血病。

中医诊断：虚劳。

中医辨证：脾胃虚弱，痰湿阻滞。

治法：健脾益气，化痰行滞。

方药：香砂六君子汤合瓜蒌薤白半夏汤加减。

党参30 g，黄芪30 g，炒白术20 g，砂仁10 g(后下)，茯苓15 g，

法半夏 15 g，木香 15 g，瓜蒌皮 15 g，薤白 15 g，厚朴 20 g，枳实 15 g，肉苁蓉 15 g，白芍 20 g，大黄 3 g（后下），柿蒂 15 g，延胡索 15 g，佩兰 15 g，马兰草 15 g，鸡内金 30 g，火麻仁 30 g。

服法：水煎温服，每日 1 剂，每日 3 次，共 7 剂。

2022 年 1 月 28 日二诊：服药后倦乏减轻，胸闷得舒，食量大进，腹痛消失，大便能排但稍欠通畅，仍有腹胀，稍恶心呕吐，肢体浮肿，眠差，苔白厚腻转薄白，舌淡，脉细稍有力。效不更方，继守前方减鸡内金、佩兰，原方加酸枣仁 15 g、阿胶珠 3 g（烊化），水煎温服，每日 1 剂，每日 3 次，共 7 剂，

2022 年 2 月 10 日三诊：患者乏力、腹胀明显改善，肢体浮肿减轻，但因情绪刺激后，近来食量有所减少，仍眠差，时有胸闷。再次予以原方加佛手 15 g、鸡内金 15g，水煎温服，每日 1 剂，每日 3 次，共 7 剂。后门诊复诊，随症加减，症状改善，至今病情稳定。

按：胡师认为，急性髓系白血病归属祖国医学“虚劳”“髓毒劳”范畴，正如《诸病源候论 · 虚劳候》“肾主骨而生髓，虚劳损血耗髓”，《医宗必读 · 积聚》“积之成也，正气不足，而后邪气踞之”，病多虚损证候，主要采用扶正祛邪相结合治疗原则进行分层治疗，早期诱导缓解阶段以邪实为主，治疗祛邪为法；晚期或巩固治疗阶段以正虚为主，虚象较重，治以扶正为主、祛邪为辅。该病患属于巩固治疗阶段，症见乏力、纳呆、腹胀、浮肿，系脾气虚弱之候，而胸闷、恶心为痰阻气滞之状。脾为土脏，主稼穑，乃中焦之枢纽，脾虚气化失司，推动乏力，湿浊内生，成痰化饮，随气升降，阻碍胸阳以致胸闷，扰乱气机而见恶心欲吐；脾胃虚弱，脾气不足，运化无力，痰湿内停，故见食少腹胀、舌边齿痕；而脾气虚弱，气不化津，津液代谢异常，溢于

肌表又可见水肿；胸阳不舒，上焦不通，腑气不畅，不通则痛，故见腹满痛、大便难解；胃不和，则卧不安，故见眠差。

处以香砂六君子汤化裁，方中党参、黄芪补中益气固中为君药；臣以白术健脾燥湿为臣，共助培土之功；配薤白通阳散结，瓜蒌宽胸行气，茯苓淡渗利湿，法半夏、枳实、厚朴祛痰除痞，砂仁、木香益气和胃、行气化痰，延胡索理气止痛，白芍养血柔肝，佩兰化湿醒脾，大黄泻下通腑，柿蒂降逆止呕，肉苁蓉合火麻仁温肾润肠，鸡内金消食散积，马兰草清解髓毒。全方补中有疏，扶正为主，兼以祛邪，达到健脾益气、化痰行滞之功。二诊诸症缓解，苔白厚腻转薄白，湿邪渐去，原方加酸枣仁养血安神，阿胶珠为血肉有形之品以补血养血。三诊因情绪影响，病情反复，予佛手疏肝理气治疗，药证相符，颇获良效。

胡师认为，本病虚损不外乎脏腑阴阳气血的亏损，人体血液的生成、调节与脾、胃、肾关系密切，脾胃虚弱生化不足，可致气血阴阳亏虚。《素问·评热病论》“邪之所凑，其气必虚”，指出邪毒入侵是因为正气虚弱，责之原因主要为内伤、饮食不节、五劳，由于内伤，脏腑功能失健，邪毒侵袭才有可乘之机。痰凝也是致病重要因素，包括热熬津液而生痰，脾胃失司，聚湿成痰，正如《医宗必读》“水精四布，五经并行，何痰之有”“痰之为物随气升降，无处不到”，故本病与痰凝密切相关。围绕“正虚”和“痰”这个根本病机，治疗白血病以扶正和化痰散结为主，兼用健脾渗湿、温中化湿、燥湿健脾等，以利水湿运化、减少聚湿成痰，从而祛邪不伤正、扶正以祛邪，标本兼治，病证结合，疗效显著。

（胡陵静主诊　冯飞整理）

淋巴瘤医案一

患者彭某，女，68岁，于2020年8月19日初诊。

主诉：小肠非霍奇金淋巴瘤术后3个月，末次化疗后1周。

现病史：患者3个月前无明显诱因感上腹胀痛，食欲下降，逐渐消瘦，体重下降约5 kg，就诊于某医院，行腹部CT检查发现腹腔肿瘤，立即行“剖腹探查术+小肠系膜肿瘤活检术”，术后病理示弥漫性大B细胞型淋巴瘤，给予R-CHOP化疗2疗程，末次化疗结束后1周，患者出现脱发、骨髓抑制，伴腹部胀痛明显，患者不能耐受，拒绝继续化疗，前来重庆市中医院寻求中医治疗。

四诊摘要：患者全身乏力，纳食欠佳，伴食后腹部胀痛，大便稀溏，每日2~3次，腰膝酸软，时有痰涎，夜间眠差，小便正常。舌淡紫暗，苔白腻，舌下脉络迂曲，脉细。

西医诊断：非霍奇金淋巴瘤（弥漫大B细胞型）。

中医诊断：恶核。

中医辨证：脾胃亏虚，痰毒瘀结。

治法：健脾和胃，化痰祛瘀，解毒抗癌。

方药：自拟抗瘤方。

南沙参15 g，黄芪30 g，茯苓15 g，白术15 g，法半夏15 g，陈皮15 g，浙贝母15 g，柴胡15 g，蜈蚣1条，莪术15 g，女贞子15 g，鸡内金15 g，白花蛇舌草15 g，红豆杉6 g，甘草6 g。

服法：水煎温服，每日1剂，每日3次，共5剂。

2020年8月26日二诊：患者精神较前好转，腹胀有所缓解，大便较前成形，仍失眠多梦。效不更方，继续在原方基础上加酸枣仁15 g，水煎温服，每日1剂，每日3次，再服7剂。

2020年9月4日三诊：患者腹胀消失，纳食明显增加，睡眠质量较前明显改善，仍感腰膝酸软明显。继以原方加骨碎补15 g、续断15 g，水煎温服，每日1剂，每日3次，共7剂。后定期复诊，随症加减，病情稳定，生活基本自理。

按：患者为老年女性，正气内虚，外感邪毒，损伤脾胃，痰湿内生，聚而成毒；痰阻气机，血行不畅，故致血瘀，进而致痰湿、癌毒、血瘀蕴结于里，故生本病。该患者的主要病机为脾胃亏虚，痰毒瘀结。中医认为化疗药物为攻伐之物，药性峻猛，属于中医的毒药范畴，易耗伤人体正气，使得正气更虚。《内经》云："正气存内，邪不可干。"正气不足，邪毒入侵，再损脾胃，症状复来。脾为太阴湿土，居中州而主运化，其性喜燥恶湿，脾失健运，故湿邪滞于中焦，聚湿生痰，气机受阻，故见脘腹胀满、口有痰涎、食少无味；脾胃虚损，气血生化乏源，故大便稀溏、全身乏力；病程日久，损及于肾，肾阳亏虚，故可见腰膝酸软。舌淡紫暗，舌下脉络迂曲，均为血瘀之象。苔白腻，脉细，为脾虚湿阻之征。故选用自拟抗瘤方以健脾和胃，化痰祛瘀，解毒抗癌，自拟抗瘤方由六君子汤合血府逐瘀汤加减而来。六君子汤出自《医学正传》，具有健脾益气、化痰和中之功效，是治疗脾胃气虚兼痰湿证的常用方。血府逐瘀汤来源于《医林改错》，为王清任用于治疗"胸中血府血瘀"诸症之名方。在《医林改错》中王清任列举了胸痹、头痛、不寐等19种病证，这些病证表现各不相同，唯一相同点是均具有血瘀表现，均可从瘀血证来分析，并使用血府逐瘀汤进行治疗。胡师认为，六君子汤旨在扶正益气，行气化痰；血府逐瘀汤旨在行气活血，化瘀散结，两方联用，切中病机，应用于非霍奇金淋巴瘤化疗后效用颇佳；辅浙贝母化痰散结，蜈蚣以毒攻毒，莪术增加活血化瘀之力，鸡内金健脾消食化积，白花蛇舌草、红豆杉解毒抗癌，女贞子补益肝肾。二诊加用酸枣仁宁心安神，三诊以骨碎补、续断补肾益精，故后随诊并随症加减，方获良效。

（胡陵静主诊　李航、韩敏章整理）

淋巴瘤医案二

患者张某，女，51岁，于2021年8月17日初诊。

主诉： 反复上腹部隐痛2个月，乏力1周。

现病史： 患者2021年6月无明显诱因出现上腹部隐痛，腹痛逐渐加重，与体位及时间无明显关系，于当地医院护胃治疗后未见好转，2021年7月28日行CT检查，提示：肝胃间隙—胰胃—脾胃间隙—网膜囊—网膜囊上隐窝巨大软组织肿块影，考虑淋巴瘤，累及邻近胃底体尾部、肝左外叶及尾状叶，伴胰腺体尾部及双肾淋巴瘤浸润可能。行左侧上腹包块穿刺活检，提示：非霍奇金淋巴瘤，结合免疫组化，符合弥漫大B细胞淋巴瘤（non-GCB型），确诊后于2021年8月6日行R-CHOP方案化疗。1周前患者自觉腹痛较前有减轻，自觉乏力，精神不振，手指端稍麻木，于门诊就诊，血常规提示粒细胞缺乏，予以粒细胞刺激因子注射3天后复查血常规仍为粒细胞缺乏状态，故收入院进一步治疗。

四诊摘要： 乏力明显，精神欠佳，偶有头昏心悸，肢端麻木，怕冷，食欲欠佳，仍有腹部隐痛，喜按，得热则痛减，夜寐尚可，大便稍稀，小便正常。舌质淡，苔薄白，脉细弱。

西医诊断： 弥漫大B细胞淋巴瘤（non-GCB型）伴胃底、肝脏、胰腺、双肾浸润。

中医诊断：恶核。

中医辨证：脾肾不足，癌毒内蕴。

治法：温补脾肾，解毒抗癌。

方药：双补汤加减。

人参片 9 g，黄芪 30 g，炒白术 15 g，茯苓 15 g，鹿角霜 15 g，熟地黄 15 g，陈皮 15 g，白花蛇舌草 30 g，红豆杉 3 g，皂角刺 15 g，甘草片 6 g，补骨脂 15 g，肉苁蓉 15 g，鸡血藤 15 g，炒鸡内金 30 g，炒六神曲 15 g，制黄精 15 g，菟丝子 30 g，当归 10 g。

服法：水煎温服，每日 1 剂，每日 3 次，共 5 剂。

2021 年 9 月 1 日二诊：患者乏力有减轻，腹部隐痛改善，精神尚可，头昏心悸等症均较前减轻，进食后腹胀满不适，解便稍费力，苔稍白腻，舌淡，脉细弱。继续行 R-CHOP 方案化疗，继以原方加枳实 15 g、莱菔子 30 g、佩兰 15 g，水煎温服，每日 1 剂，每日 3 次，共 7 剂。

2022 年 1 月 10 三诊：患者完成 4 周期 R-CHOP 方案化疗后于 2021 年 12 月底于外院行自体造血干细胞移植，后长期服用泊马度胺胶囊（1mg，qd）治疗。患者现腹部隐痛明显控制，稍有乏力，偶有头昏，夜间觉潮热，影响睡眠，进食后腹胀有减轻，大便正常，苔稍腻，舌淡红，脉细弱。继以原方去莱菔子、肉苁蓉，加醋鳖甲 30 g、炒酸枣仁 15 g，水煎温服，每日 1 剂，每日 3 次，共 10 剂。

2022 年 2 月 10 日四诊：患者现一般情况可，未诉乏力、头昏、疼痛等症，夜间潮热及眠差均有改善，纳眠可，二便调。在原方基础上随症加减，定期门诊复诊至今。

按：淋巴瘤属于中医“恶核”范畴，《医宗必读》曰：“积之成者，正气不足，而后邪气踞之。”《外证医案》：“正气虚则成岩。”该病病机多为虚实夹杂，多以正气内亏，脏腑功能失调，加之外邪侵袭而发病，属本虚标实，正气不足为本，痰、瘀、毒内结而为标。发病多与脾肾功能失调相关，同时涉及肝、肺及三焦等。患者正气虚则无力驱邪，脾虚则中焦运化失调，肾虚则水液气化不利。脏腑气血功能紊乱，水停成痰，日久瘀结，而成积聚为恶核之病。张景岳曰：“脾肾不足及虚弱失调之人，多积聚致病。”胡师认为淋巴瘤患者素体多阳虚，阳虚则水气运化无力，温煦无力则易生痰浊水饮，聚于体内而成痰浊、水饮、血瘀等病理产物，而此类病理产物属阴，治疗上以温阳化气为主。双补汤出自清代吴鞠通所著《温病条辨》，主要用于健脾温肾，吴鞠通云：“人参、山药、茯苓、莲子、芡实，甘温而淡者，补脾渗湿。再莲子、芡实水中之谷，补土而不克水者也。以补骨脂、肉苁蓉、巴戟天、菟丝子、覆盆子、山萸肉、五味子，酸甘微辛者，升补肾脏阴中之阳气，而兼能尽精气，安五脏者也。”处方在双补汤基础上加用鹿角霜补肾助阳，熟地黄滋阴补血，阴中求阳，白花蛇舌草、红豆杉、皂角刺解毒抗癌祛瘀，鸡血藤、当归补血活血不留瘀，再加以鸡内金、六神曲开胃消食。患者二诊诸症有减轻，但解便费力，加用莱菔子消食导滞，枳实消积散痞，舌苔白腻予以佩兰化湿和中。患者三诊解便好转，伴有潮热盗汗，眠差，去莱菔子，加用鳖甲滋阴潜阳，酸枣仁安神宁心，患者服药后诸症得减，长期复诊病情稳定。

（胡陵静主诊　郭婷婷整理）

肺淋巴管平滑肌瘤病医案

患者左某，女，27岁，于2014年2月28日初诊。

主诉：气促、喘累3个月，进行性加重1个月。

现病史：3个月前患者无明显诱因出现气促、喘累，活动后明显，休息可缓解，生活尚能自理。患者此时已怀孕30周左右，对上述症状未重视，未就医诊治。1个月前患者气促、喘累逐渐加重，静息状态下亦明显。患者在家属搀扶下到外院就诊，指脉氧只有80%，胸部CT示肺野多发类圆形薄壁透光影，诊断为肺淋巴管平滑肌瘤病，并立即行剖宫产术。术后患者气促、喘累仍明显，活动后加重，为求进一步治疗，患者在家属搀扶下到重庆市中医院就诊。

四诊摘要：气促、动则喘累，咳嗽，咯白色泡沫痰，纳食差，大便稀溏，每日2次，每晚夜尿2~3次。舌淡红，有齿痕，脉沉缓。

西医诊断：肺淋巴管平滑肌瘤病。

中医诊断：喘证。

中医辨证：肺脾肾气虚，痰浊阻滞。

治法：益气健脾，补肺益肾，祛痰止咳。

方药：六君子汤合左归饮加减。

南沙参30 g，茯苓15 g，白术15 g，陈皮15 g，法半夏15 g，

桔梗 15 g，瓜蒌皮 30 g，前胡 15 g，紫苏子 15 g，五味子 10 g，枸杞子 15 g，山茱萸 15 g，山药 30 g，甘草 6 g。

服法：水煎温服，每日 1 剂，每日 3 次，共 7 剂。

2014 年 3 月 30 日二诊：患者咳嗽、气促、喘累有所减轻，可爬楼梯上二楼，仍纳食较差，舌脉同前。继以原方加山楂 15 g、补骨脂 15 g，水煎温服，每日 1 剂，每日 3 次，共 7 剂。

2014 年 4 月 15 日三诊：患者咳嗽、气促、喘累明显减轻，可爬楼梯到八楼家中，大便成形，每日 1 次，每晚夜尿 1～2 次，舌齿痕变浅、减少，脉和缓有力。继以原方去法半夏、瓜蒌皮、前胡，加女贞子 15 g、菟丝子 15 g，水煎温服，每日 1 剂，每日 3 次，共 7 剂。

2014 年 4 月 30 日四诊：患者气促、喘累症状明显缓解，生活自理，能双手抱小孩，正常哺乳。继以原方合六味地黄汤随症加减。患者一直复诊至今，病情未反复。

按：肺淋巴管平滑肌瘤病好发于 16～68 岁女性，尤其是育龄期妇女，约 40% 女性患者合并有结节性硬化症，以不成熟的平滑肌细胞和血管周围上皮样细胞增生形成的多发结节、肺部囊性病变为主要病变基础，约 50% 患者细胞核雌激素受体和/或孕激素受体免疫组化阳性，妊娠或分娩过程中病情会明显加重，故推测本病可能与体内雌激素变化有关。肺淋巴管平滑肌瘤病最常见的首发症状为呼吸困难，以活动后为主，且呈进行性加重，同时可有反复自发性气胸、乳糜胸、偶尔咯血等表现，目前尚无成熟有效的治疗方案。

肺淋巴管平滑肌瘤病极为罕见，病因不清楚。祖国医学文献中虽无与肺淋巴管平滑肌瘤病相对应的病名，却有类似症状的记载。如《灵枢·天年》曰“以母为基，以父为楯”，乃为“强寿弱夭，责在父母”之意。此为父母遗传给后代，虽然人体结构和功能在一般情况下可保持相对正常，但实际上已属于隐性异常，只不过多数不会单纯因此而发病，只有在一定情况下、受它邪所犯之时，处于结构和功能隐性异常的体质才会与它邪遥相呼应而致病。

本案以气促、喘累、咳嗽、咯痰为主要表现，辨证为肺脾肾气虚、痰浊阻滞。患者异常体质之正气虚损，因怀孕诱发，邪滞于肺，肺气膹郁，宣降失司，气机不利；脾气虚，津液不能运化，痰浊内生，上干于肺，阻遏肺气宣发肃降；肾气虚，则肾失摄纳，肺气上逆，共发为喘。正如《灵枢·经脉》曰“肾足少阴之脉，是动则病……喝喝而喘”，《素问·至真要大论》曰“诸气膹郁，皆属于肺”，这些描述与肺淋巴管平滑肌瘤病的主要临床表现有类似之处。患者正气虚损，怀孕诱发，侵犯肺脏，宣降失常，日久导致肺脾肾气虚，出现气促、动则喘累、纳食差；脾虚不能运化水谷津液，痰浊内生，肺失宣降，出现大便稀溏、咳嗽、咯痰；肾失摄纳，出现夜尿频，舌淡红，有齿痕，脉沉缓，为气虚之象。故以六君子汤合左归饮健脾益气、补肺益肾、祛痰止咳。方中六君子汤健脾益气、化痰和中，紫苏子降气化痰、止咳平喘，五味子敛肺滋肾，枸杞子、山茱萸滋肾润肺，山药补脾益肾，桔梗、前胡、瓜蒌皮宣肺利气、祛痰止咳。诸药合用，痰去咳止，肺脾肾同补，纳气平喘，药达病所，而获良效。

（胡陵静主诊　彭爽整理）

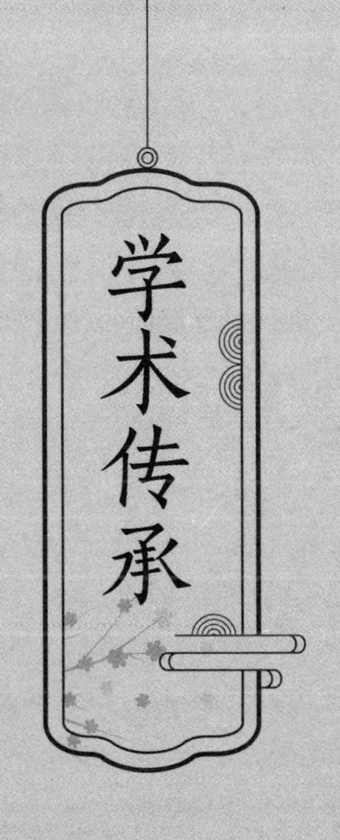

学术传承

胡陵静以温阳利水法治疗乳腺癌术后上肢淋巴水肿经验总结

乳腺癌是女性最常见的恶性肿瘤之一，部分早中期患者手术治疗时因同时行腋窝及周围淋巴结清扫术而导致上肢水肿。胡师认为该病应属中医学“水肿”范畴，是术中金刃伤及血脉，元气受损，气虚则血行不利，以致水湿内停，聚于皮下，进而形成水肿。中医外治法既可避免口服药物引起的不良反应，又能安全持久地消退水肿、促进肢体功能恢复。为此，胡师分别采用三联综合疗法（逐水散湿敷同步微波配合穴位艾灸）、两联综合疗法（微波配合穴位艾灸）治疗乳腺癌术后上肢淋巴水肿，观察其对水肿消退的临床疗效，证实了三联综合疗法治疗乳腺癌术后上肢淋巴水肿的可行性和优越性，为临床提供更佳的治疗策略与思路。

一、资料与方法

一般资料：选取 2015 年 12 月至 2016 年 12 月重庆市中医院肿瘤科 60 例符合纳入标准的乳腺癌术后上肢淋巴水肿住院患者。将患者分为两组，试验组 30 例，年龄 33～60 岁，平均（48.30±6.09）岁，病程 6～24 月，平均（14.20±3.51）月，上肢轻、中、重度水肿患者分别为 7 人、19 人、4 人。对照组 30 例，年龄 32～59 岁，平均（47.53±5.86）岁，病程 5～25 月，平均（15.23±

4.50）月，上肢轻、中、重度水肿患者分别为 8 人、19 人、3 人。两组患者在年龄、病程及水肿程度等方面比较，差异无统计学意义（$P>0.05$），具有可比性。

诊断标准参照 2013 年国际淋巴学会共识，《外周淋巴水肿的诊断和治疗》：根据病史、临床症状、查体发现确有术侧上肢淋巴水肿，且辅助彩超、淋巴管造影、MRI/CT 检查明确诊断。

中医辨证分型：参照《中医内科常见病诊疗指南》辨证为瘀血阻络、阳虚水停证：患肢肿胀、疼痛、麻木，按之凹陷或皮肤紧绷；神疲乏力，形寒肢冷，或腰膝酸软、夜尿频多；舌淡胖或淡紫，或有瘀斑，舌下络脉迂曲，苔薄白；患侧脉难取，健侧脉沉细。

水肿测量及分级评分标准：患者取端坐位，双上肢自然下垂，分别测量两侧腕关节、腕关节上 10 cm 处、肘关节、肘关节上 10 cm 处周径，取肿胀最为明显部位。参照《乳腺癌综合诊疗学》将水肿分为三度，轻度水肿：患侧上肢周径比健侧粗 3 cm 以下，多限于上臂近端；中度水肿：患侧上肢周径比健侧粗 3～6 cm，水肿范围包括前臂和手背；重度水肿：患侧上肢周径比健侧粗 6 cm 以上，皮肤硬韧，水肿波及整个上肢包括手指。

纳入标准：①符合上述诊断标准；②符合中医关于水肿瘀血阻络、阳虚水停证诊断标准；③单侧单纯乳腺癌术后 3 年内出现患侧上肢肿胀者；④上肢肿胀由淋巴回流受阻引起者；⑤年龄 30～60 岁，女性患者；⑥Karnofsky 功能状态评分标准（KPS）评分≥70，自愿接受相应治疗方案的患者。患者同意并签署知情同意书。

排除标准：①上肢肿胀由腋静脉狭窄引起者；②术后合并胸肌间积液或感染导致患侧上肢淋巴水肿者；③其他肿瘤压迫导致

上肢淋巴水肿者；④容易对药物过敏，精神异常患者；⑤有心、脑、肝、肾或造血系统等严重原发疾病或低蛋白血症者；⑥正在使用其他影响观察结果的药物的患者。

二、治疗方法

对照组： 先以微波治疗，将微波治疗仪功率调节在 18～25 W，调节好温度及距离，使皮肤表面的温度保持在 43℃左右，时间 20 min。再施以局部艾灸，取穴：阿是穴、肩髃、外关、曲池、肩髎、臂臑、列缺、水分、阴陵泉（根据患者病情选择 5～6 个穴位），时间 20 min。1 次/天，共 10 天。

试验组： 在对照组治疗方案的基础上，采用逐水散（泽兰、牵牛子各 20 g，黄芪、麻黄、桂枝、络石藤、莪术、艾叶各 10 g，冰片 5 g，将药物加工成 80 目细末），每次取药末 25 g，加入温水 100 mL 调匀（水温 42℃～45℃），用纱布浸泡药液，湿敷于水肿部位。1 次/天，每次 20 min，共 10 天。

三、观察指标

观察治疗后水肿消退情况，中医证候改善情况，患肢肿胀、疼痛、麻木及皮肤等方面改善情况。

四、统计学方法

数据采用 SPSS24.0 统计学软件分析。计量资料采用均数±标准差（$\bar{x} \pm s$）表示，满足正态性和方差齐性采取 t 检验，不满足者采用 Wilcoxon 符号秩和检验；等级资料采用秩和检验，$P<0.05$ 为差异有统计学意义。

五、结果

治疗过程中，试验组 1 例患者首次湿敷时局部皮肤出现少许红色丘疹，未经特殊处理自行缓解，且未复发，最终数据纳入临床统计。治疗后结果如下：

试验组水肿消退的总有效率为 93.33%，对照组总有效率为 73.33%；试验组中医证候改善的总有效率为 86.67%，对照组总有效率为 63.33%。

试验组肿胀改善总有效率为 93.33%，对照组总有效率为 63.33%；试验组疼痛改善总有效率为 92.31%，对照组总有效率为 51.85%；试验组在麻木改善总有效率为 92.31%，对照组总有效率为 36.00%；在皮肤紧绷或按之凹陷症状改善方面，试验组总有效率为 89.29%，对照组为 48.15%。

以上结果均显示，两组差异有统计学意义，试验组疗效明显优于对照组。

六、讨论

乳腺癌占女性癌症发病率的 23%，5% ~ 11% 早中期患者手术治疗后 3 月至半年间发生乳腺癌术后上肢淋巴水肿，术后 3 年内发病率为 77%左右，发病率以每年 1%的速度递增。患侧上肢不同程度的肿痛、麻木、功能受限和反复感染，严重影响了患者的生活和工作。现阶段乳腺癌术后上肢淋巴水肿的治疗方法，有手术治疗和非手术治疗两大类。非手术治疗中，西医药物治疗以降低毛细血管通透性、促进淋巴回流、减少局部组织纤维化为目的，确有见效快的优势，但西药中如口服地奥司明片在临床常见不同程度的胃肠道副反应，静脉滴注 β-七叶皂苷钠或干扰素等容易引发静脉炎、皮疹、恶心、呕吐，甚至造成肝肾功能及中枢神经系统损害。中医治疗以利水消瘀、温经通络为主，治疗方式包括口服中药、针灸、中药外敷、熏蒸等。口服中药疗效持久，副作用小，但煎煮繁琐，药物苦涩，起效较慢，部分患者依从性较差。单纯物理疗法或中药外敷、熏蒸及针灸的疗效甚微，临床症状反复。尽管临床针对该病的治疗方法多样，但目前仍欠缺高效持久、副作用小的手段。

中医认为乳腺癌术后上肢淋巴水肿属于“水肿”范畴，胡师认为：该病为患者术后气血津液受损，脏腑阴阳失调所致，其中“虚、瘀、湿”被认为是其发生的主要因素。虚：“正气大虚，邪气积聚”，手术后正气不足，不能抵御邪气，外邪就此而入；气不足则推动无力，津液的运行受到阻碍。瘀：“血不利则为水”，手术和外伤等原因使得体内产生瘀血，或血液因气滞导致运行不畅，或因气虚导致运行无力，均可引起血脉瘀滞。湿：“水入于经，其血乃成”，患者外因湿邪入里，内因脾失健运，致使水液输布失常，形成湿浊，湿性重浊黏滞，阻于经络。水停、血瘀、湿聚相交为患，发而为病。胡师根据多年临床经验，针对乳腺癌术后瘀血阻络、阳虚水停的病机，自拟具有活血通络、温阳益气、利水消肿功效的逐水散。

逐水散乃胡师经验方，即由黄芪桂枝五物汤合内消丸化裁而来。黄芪桂枝五物汤出自《金匮要略》，具有益气温经、和营通痹的功效，擅专于肢体麻木疼痛之血痹；内消丸源自《卫生宝鉴》，功效利水消瘀、活血通络。逐水散方中牵牛子与泽兰同为君药，牵牛子逐水消肿，泽兰活血利水；麻黄、桂枝、黄芪同为臣药，麻黄味辛甘，性温，宣肺发汗，解表利水，与牵牛子相配，有“开鬼门、洁净府”之意，桂枝温通经络，黄芪补益气血，以治营卫气血的不足；莪术行气消瘀，通络止痛，络石藤舒筋通络、祛风止痛，艾叶温经通络，同时加入冰片气味芳香，起到促进透皮吸收之用。全方共奏活血通络、温阳益气、利水消肿之功。

现代研究显示，逐水散方中牵牛子富含的多糖、脂肪油成分具有化痰、利水功效，酚酸、树脂苷成分具有抗炎、增强免疫的作用。泽兰所含的黄酮类成分具有抗肿瘤、抗菌杀虫及抗病毒等作用，L.F04 成分能抑制红细胞、血小板聚集，有显著的活血化瘀作用。桂枝含有的有机酸类、香豆素类等成分具有抑菌抗炎、抗肿瘤、扩张血管、抗血小板聚集等多种药理活性。黄芪所含的黄芪多糖、黄芪总苷及黄芪总黄酮具有抗病毒、抗肿瘤、调节免疫等多种生物功能。莪术中的挥发油剂对多种癌细胞既有直接破坏作用，又有明显的免疫保护效应。络石藤中的木质素、生物碱及紫罗兰酮衍生物等成分具有一定程度的抗炎镇痛作用，其中的β-谷甾醇苷可抑制炎症反应、减少 TNF-α 和 IL-1 的释放，具有抗癌、抗疲劳、抗氧化等作用。

研究发现，微波使局部组织的正负离子在微波热效应刺激下以极快的速度发生震荡，使血流加快、血管壁的通透性增加、闭塞的血管腔通畅，溶解部分纤维条索，使局部瘢痕软化。艾灸通过穴位渗透发挥温通经络、调节免疫的作用，使局部血液、淋巴液循环加快，毛细血管扩张，促进炎症渗出物的消散和吸收。

本临床观察结果表明，逐水散湿敷同步微波配合穴位艾灸综合疗法具有协同增效的作用，可明显减轻乳腺癌术后上肢淋巴水肿，促进肢体功能恢复，提高患者生活质量，具有活血通络、温阳益气、利水消肿的作用，且安全可行，副作用较少，值得临床推广应用。

［基金项目：重庆市卫计委科研项目（ZY20150238），课题负责人：胡陵静，彭爽、程思整理］

胡陵静运用益肝汤联合体部伽玛刀治疗原发性肝癌的经验总结

原发性肝癌，在世界范围内是第六常见的恶性肿瘤，由于预后差，患者生存时间较短，死亡率居所有恶性肿瘤的第3位。我国属于肝癌高发地区，新发病例占全球的55%左右，且多数患者在确诊时已属中晚期，失去根治性手术机会，因此以手术为主，结合放射治疗、肝动脉介入、化疗、生物治疗、分子靶向药物、中医药等的综合疗法是当前肝癌治疗的主要模式。近年来，重庆市中医院肿瘤科以中医药联合体部伽玛刀治疗原发性肝癌，取得了一定的疗效，现报道如下：

一、资料与方法

1. 一般资料

选取2011年3月至2012年5月在重庆市第一人民医院住院治疗不能或拒绝行手术切除的原发性肝癌患者60例，所有病例均符合中国抗癌协会肝癌专业委员会2001年制订的“原发性肝癌的临床诊断与分期标准”。按临床队列研究的方法，随机分为治疗组30例，其中男性27例，女性3例，年龄34～78岁，平均54.6±10.5岁，中位年龄50岁；临床分期：Ⅰa期3例，Ⅰb期3例，Ⅱa期6例，Ⅱb期11例，Ⅲa期7例。对照组30例，其中男性25例，女性5例，年龄36～75岁，平均53.8±10.2岁，中位年龄52岁；临床分期：Ⅰa期4例，Ⅰb期3例，Ⅱa期5例，Ⅱb期12例，Ⅲa期6例。两组患者在性别、年龄、体力状况、临床分期等方面比较，差异无统计学意义（$P>0.05$），具有可比性。

2. 入组标准

①经肝穿刺病理诊断或B超、CT/MRI、血AFP等明确诊断为原发性肝癌；②Karnofsky体力评分≥70分；③预计生存期≥3个月；④符合体部伽玛刀放疗适应证。

3. 排除标准

①转移性肝癌；②既往行TACE、射频消融、无水酒精瘤内注射及化疗等治疗；③大量腹腔积液；④心、肺、肾功能障碍；⑤伴有消化道出血、全身感染、高热及严重出血倾向。

4. 治疗方法

中药汤剂治疗：益肝汤（由柴胡15 g、白芍30 g、党参20 g、炒白术15 g、茯苓15 g、茵陈蒿30 g、八月札15 g、鱼鳅串30 g、炙鳖甲30 g、龙葵15 g、半枝莲30 g、干蟾皮5g等17味中药组成），每日1剂，水煎2次，合计200 mL，分早晚两次服。

体部伽玛刀治疗：应用立体定向伽玛射线旋转聚焦全身放射治疗系统（简称体部伽玛刀）及治疗计划系统进行设计。采用真空负压垫固定体位，同时观察肝脏随呼吸运动的移动幅度，训练患者平静呼吸，行CT增强扫描定位。以5 mm层距行连续CT扫描。CT扫描范围自膈顶上3 cm至右肾下极，图像资料通过网络输入治疗计划系统行计划设计，由两名放射肿瘤科医师共同勾画出大体肿瘤体积（gross tumor volume，GTV）、计划靶体积（planning target volume，PTV）。确定原则为：肿瘤体积外扩1 cm左右。由临床医师和物理技师勾画靶区和危险器官包括正常肝组织、胰腺、十二指肠、胃、肾和脊髓等)。通过剂量体积直方图(dose volume histogram，DVH)进行评估并优化放射治疗方案。放射治疗处方剂量如下：4～4.5 Gy/次×(10～12)次，6次/wk，总剂量44～49.5Gy。用DVH确定最佳治疗计划，优化指标：50%的等剂量曲线包绕PTV，靶区邻近器官不超过其耐受剂量；平均肝脏剂量<25Gy；使接受>30Gy剂量照射的正常百分体积(V30)达到最小化(均<30%)。

所有患者均接受足量的体部伽玛刀治疗及保肝、支持、对症治疗，同时试验组在以上治疗基础上合用益肝汤，30天为一个疗程，连用3个疗程。

5. 观察指标及标准

近期疗效：体部伽玛刀治疗后3个月复查腹部CT，根据WHO实体瘤疗效评定标准评定。完全缓解(CR)：病灶完全消失；部分缓解(PR)：病灶消退50%以上；病灶稳定(SD)：病灶介于PR和PD之间；病情进展(PD)：病灶较前增大25%或出现新病灶。肿瘤稳定率(%)=(CR+PR+SD)/(CR+PR+SD+PD)×100%。

体力状况评价KPS评分：分为10个等级，由主管医生根据患者的功能状态给予0—100分范围的评定。于放疗前后进行评估。

生存分析：所有病例自治疗开始随访至2012年11月，计算6个月生存率。

实验室检测指标：两组患者于伽玛刀治疗前后检测血常规、肝功能、AFP等。

6. 统计学方法

采用SPSS18.0统计学软件进行统计分析。计量资料以

（$\bar{x} \pm s$）表示，组间比较采用 t 检验；计数资料采用卡方检验；等级资料用 Ridit 分析。

二、结果

治疗后两组近期疗效比较，试验组疾病控制率为 83.3%，对照组为 76.7%，治疗组稍优于对照组，但两组比较，$u = 0.478$，$P > 0.05$，差异无统计学意义。

治疗前后体力状况比较，治疗组治疗后 KPS 评分较治疗前明显提高，而对照组治疗前后无明显差异。

治疗后生存期比较，治疗组与对照组 6 个月生存率均达到 90.0% 以上，对比无明显差异。

治疗前后肝功能比较，治疗组和对照组治疗后肝功能均较治疗前明显改善。

治疗前后血清 AFP 水平比较，治疗组治疗后血清 AFP 水平较治疗前明显下降，而对照组治疗后各项水平下降不明显；同时治疗组治疗后血清 AFP 水平与对照组治疗后比较差异明显。

治疗过程中所有患者都常规接受保肝治疗，因而两组患者均未观察到急性放射性肝损伤。有少数病例在伽玛刀治疗初期出现轻度厌食、恶心等消化道反应，未予特殊处理，自行缓解。

三、讨论

体部伽玛刀治疗技术是利用射线的几何聚焦原理，用 ^{60}钴作为放射源，通过精确立体定向将大剂量的伽玛射线旋转聚焦于肿瘤病灶，形成一个围绕焦点的高峰剂量区，其剂量强度从焦点中心向边缘逐步衰减，剂量分布高剂量集中在靶区，通过多次照射，使接受照射的病灶组织细胞的 DNA 或 RNA 链断裂，使线粒体能量系统发生障碍，导致肿瘤组织坏死、液化、吸收，从而达到治疗目的。靶外剂量递减十分陡峭，有利于靶外正常组织的保护。体部伽玛刀是目前国内治疗原发性肝癌的常用放疗手段之一。尽管体部伽玛刀治疗对肿瘤外正常组织损伤较小，但由于多数原发性肝癌患者伴有病毒性肝炎和/或肝硬化，临床研究仍观察到不同程度的放疗相关不良反应，如放射性肝炎、骨髓抑制、胃肠道反应等，因此，利用中医药低毒高效、整体调节的作用特点防治伽玛刀的不良反应、防治肿瘤复发转移、提高生活质量、延长患者生存成为临床探索的治疗模式。

中医学认为原发性肝癌属于“癥瘕”“积聚”“胁痛”“黄疸”“鼓胀”等范畴，以气滞血瘀证、肝郁脾虚证、肝血瘀阻证、湿热内蕴证、脾胃气虚证及肝肾阴虚证等证型多见，且以二证相兼或三证相合常见。辨肝癌病机，病位在肝，本在脾虚，标为气滞湿热瘀毒，是本虚标实、虚实夹杂的病变。治疗上，以疏肝健脾、解毒利湿、消瘤抗癌为主要治法。胡师在多年的临床经验中以疏肝解郁、健脾和营的逍遥散为基础加减化裁成益肝汤，方中柴胡、党参为君，以疏肝健脾；香附、八月札疏肝理气，白术、茯苓健脾益气，同为臣药；当归、白芍、延胡索化瘀止痛，茵陈蒿、鱼鳅串利湿泄浊，龙葵、半枝莲、炙鳖甲、干蟾皮清热解毒、软坚消肿，炒麦芽、隔山撬消积和胃，共同佐助君臣。通过临床观察益肝汤联合体部伽玛刀治疗原发性肝癌，证实该方可显著提高患者体力状况评分，改善生活质量，显著降低血清 AFP 水平，与单纯伽玛刀治疗相比，差异有统计学意义；其对肿瘤病灶的控制率及对患者 6 个月生存率的影响，与对照组无明显差异，考虑随访时间尚短，该方或对长期生存有益。

综上所述，益肝汤联合伽玛刀可缓解患者症状、减轻痛苦、改善生活质量，且安全无毒，是治疗原发性肝癌的有效方法之一，值得进一步研究开发及推广应用。

［基金项目：重庆市卫生局中医药科技项目（2010-2-33），课题负责人：胡陵静，张国铎整理］

胡陵静自拟止痛酊联合微波治疗中度癌性疼痛经验总结

疼痛是疼痛部位需要修复或调节的信息传到神经中枢后引起的感觉，也是肿瘤患者尤其是中晚期恶性肿瘤患者最常见的临床症状之一。疼痛不仅给患者带来身体上的痛苦，还可能诱发焦虑、抑郁、食欲减退等，严重影响患者的生活质量及身心健康。目前临床多采用三阶梯药物止痛法治疗，虽然疗效显著，但部分患者止痛效果欠佳，同时患者担心药物依赖及成瘾性，严重影响疗效。同时该方法主要作用于全身，忽略了局部方法的应用。中医药作为中国传统医学，其临床作用广泛，疗效已得到临床证实。胡师结合临床，采用自拟止痛酊涂擦同步微波联合曲马多口服治疗中度癌性疼痛初获疗效。

一、资料与方法

一般资料：选取 2017 年 8 月到 2019 年 6 月在重庆市中医院肿瘤血液病科住院的 80 例肿瘤伴中度疼痛患者，其中肺癌 30 例，乳腺癌 10 例，胃癌 14 例，肠癌 21 例，宫颈癌 5 例。按随机分组法分为两组，各 40 例。治疗组：男 27 例，女 13 例；年龄平均 53.2±12.3 岁；病程平均 1.87±0.71 年；其中肺癌 12 例，乳腺癌 6 例，胃癌 9 例，肠癌 10 例，宫颈癌 3 例。对照组男 26 例，女 14 例；年龄平均 50.0±11.3 岁；病程平均 1.67±0.63 年；

其中肺癌18例，乳腺癌4例，胃癌5例，肠癌11例，宫颈癌2例。两组在性别、年龄、病程、肿瘤类型方面比较，无统计学差异（$P>0.05$）。

诊断标准：参照《常见恶性肿瘤诊治规范》临床或病理明确诊断为恶性肿瘤。

中医辨证分型：参照《中药新药临床研究指导原则（试行）》辨证为寒凝血瘀证，主要临床证候为疼痛部位固定，得温痛减，形寒肢冷，肢体麻木不仁。

纳入标准：①年龄35～70岁，预计生存期大于6个月；②符合中西医诊断标准；③确定疼痛与肿瘤或肿瘤相关治疗有关；④疼痛数字分级法（NRS评分）为4～6分；⑤卡劳夫斯基（Karnofasky，KPS评分）体力状况评分大于60分；⑥自愿接受试验并签署知情同意书。

排除标准：①正在参与其他治疗性研究；②有药物滥用史或精神性疾病；③疼痛局部皮肤有感染、红肿或破损等；④除止痛药物外，最近1个月内有二膦酸盐治疗、放化疗或放射性同位素治疗等；⑤其他疾病或治疗产生的疼痛。

二、治疗方法

对照组：给予盐酸曲马多缓释片（150 mg，qd，口服）为基础治疗。7天为一个疗程，连续治疗2个疗程后观察疗效。

观察组：在对照组的基础上，联合止痛酊涂擦同步微波治疗，具体操作方法如下。止痛酊涂擦：将乳香、莪术、川芎、冰片等药物浸泡在75%的酒精中，一周后，取药液分装备用（重庆市中医院药剂科制备）；使用棉签蘸药液涂擦疼痛部位，范围比疼痛部位大1 cm左右，每日2次。微波治疗：将HYJ-III型微波治疗机置于止痛酊涂擦部位上约 3 cm 处，均匀放置 4 个测温点，利用微机控制使局部温度维持在 42℃～43℃，每次 20 分钟，每日 2 次。7 天为一个疗程，连续治疗 2 个疗程后观察疗效。

三、观察指标

1. 临床总体疗效评定

完全缓解（CR）：治疗后疼痛完全缓解；部分缓解（PR）：治疗后疼痛有明显缓解，睡眠基本不受影响；轻度缓解（MR）：治疗后疼痛有所缓解，但仍有明显疼痛，影响睡眠；无效（NR）：疼痛没有缓解或加重。有效率(%) = (CR + PR) / 总例数 × 100%。同时记录治疗中不良反应及不良事件。

2. NRS 评分

观察两组患者治疗前后 NRS 评分变化，让患者圈出一个最能代表自身疼痛程度的数字：0 为无痛，1～3 为轻度疼痛，4～6 为中度疼痛，7～10 为重度疼痛。

3. KPS 评分

观察两组患者治疗前后 KPS 评分变化，100 分为体力状况正常，无症状和体征；90 分为能进行正常活动，有轻微症状和体征；80 分为勉强能进行正常活动，有一些症状和体征；70 分为生活能自理，但不能维持正常生活和工作；60 分为生活大部分可自理，但偶尔需要别人的帮助。

4. 按照纳入标准进行评价

按照纳入标准中医证候诊断标准，计算原始分，分数越高表明寒凝血瘀证倾向性越明显。

四、统计学方法

采用 SPSS 25.0 统计学软件进行分析，计量资料采用 t 检验，计数资料采用 χ^2 检验，等级资料采用秩和检验。$P<0.05$ 为差异具有统计学意义。

五、结果

治疗过程中，患者依从性良好，无脱落及退出病人。试验过程中观察组有 1 例患者出现局部皮肤发红，未见皮疹及破溃，停药后自行缓解，且未复发，最终数据纳入临床统计。统计结果如下：

观察组总有效率为 72.5%，对照组总有效率为 42.5%，两组比较具有显著差异（$P<0.05$）。

同组治疗后 NRS 较治疗前均有所改善，同组前后比较具有显著差异（$P<0.05$），观察组较对照组改善相同（$P>0.05$）。

两组治疗前后均能改善患者的生活质量，但观察组缓解较对照组明显，两组比较具有显著差异（$P<0.01$）。

两组治疗前后中医证候评分均有所下降，但观察组较对照组下降明显，两组比较具有显著差异（$P<0.01$）。

六、讨论

癌性疼痛可出现在肿瘤患者各个时期，其发病率极高。我国肿瘤患者疼痛发生率为 40% ~ 65%，其中初诊者约为 25%，中重度者为 20%，晚期者高达 60% ~ 80%。疼痛不仅让患者感到身体上的极度不适，同时可能诱发或加重食欲减退、焦虑、抑郁、失眠、乏力等，甚至加重病情，严重影响患者的日常生活、交往和自理能力等。因此癌痛治疗一直是困扰临床医生的一大难题。

现代医学认为癌痛主要包括肿瘤压迫、侵犯局部组织、血管、神经，及手术、放化疗导致局部损伤引起的伤害感受性疼痛，和肿瘤转移至骨导致骨质破坏引起的骨性疼痛两大类。治疗上西医主要采用 WHO 提出的三阶梯药物止痛法。虽然该治法疗效确切，但仍有研究表明约 70% 的癌痛患者经治疗后仍伴有疼痛，同时伴有恶心、呕吐、便秘等胃肠道不适，严重影响疗效。

中医虽无癌痛之病名，但古籍中却有许多相似描述，如《内经》“大骨枯槁，大肉陷下，胸中气满，喘息不便，内痛引肩项”表述与肺癌疼痛极其相似，《千金要方》“食噎者，食无多少，惟胸中苦塞，常痛不得喘息”表述与食道癌疼痛类似。《肘后备急方》中“治痤暴症，腹中有物如石，痛如刺，昼夜啼呼，不治之，百日死”指出疼痛的影响及不治疗的严重后果。其病因不外乎外感六淫邪毒、饮食情志失调及脏腑阴阳失调。癌痛的主要病机为“不通则痛”和“不荣则痛”。“不通则痛”多因癌毒、痰瘀、火邪等内结，脏腑经络阻滞不通，导致气血运行受阻，瘀血内阻；“不荣则痛”主要为疾病日久，脏腑阴阳气血亏虚，脉络失养所致。治疗强调辨证论治，包括中药内服及外用、针灸等。外治法为中医特色治疗之一，早在《内经》中即有外治法治病的记载。清代吴师机曾说“外治之法亦即内治之法，外治之理亦即内治之理……”，表明外治法在疾病治疗中与内治法起着同等作用。

酊剂涂擦法是将中药制成膜剂或用适当的溶剂浸泡，取药液涂抹患处治疗疾病的方法。该方法治疗疼痛是以经络学说为理论基础，以疼痛部位为治疗位置，利用药物在皮肤的渗透，发挥疏通经络气血、调整脏腑阴阳的作用，进而达到止痛的效果。该方法体现了经络学说以痛为腧的理论思想。

本研究所使用酊剂乃胡师的自拟经验制剂，由乳香、莪术、川芎、冰片等药物组成，以行气活血、散瘀止痛为治法。方中乳香、莪术为君，乳香性温味辛，行气活血以止痛，莪术性平味苦，破血化瘀止痛，两药合用可增强止痛之功；川芎为臣，加强君药行气活血、散瘀止痛；使以芳香之冰片，促进药物的吸收。根据透皮给药理论同步微波治疗，使药物通过皮肤渗入体内，发挥温经通络、活血化瘀的作用，进而起到局部及全身治疗作用。

研究通过比较两组治疗前后疼痛缓解率发现，中西医结合治疗较单纯使用西药治疗中度癌性疼痛总有效率明显升高（$P<0.05$）。究其原因可能因为本研究所用药物含有辛温发散之乳香、莪术、川芎等活血化瘀之品。有学者也通过药理及临床研究证实使用走窜芳香、抗癌攻毒、活血温经、通络止痛等作用的药物制成的酊剂有较强的镇痛作用。观察组生活质量的提高较对照组更明显（$P<0.05$）。研究结果与临床报道采用五生酊联合西药治疗轻中度癌痛患者的研究结果相似。不同的是，本研究联合使用了微波治疗，使得止痛效果更明显。微波作为一种物理疗法，其止痛效果已得到临床证实，其止痛原理可能是微波通过利用分子间摩擦产生的热量，使局部温度增高、蛋白变性导致细胞出现不可逆坏死进而起到缩小瘤体的作用，减少局部压迫及损伤从而发挥止痛的作用。

综上，本研究所用止痛酊同步微波联合西药治疗可以有效缓解中度癌性疼痛患者的疼痛症状，可以明显提高患者的生活质量及减少止痛药物的不良反应。与单独口服西药止痛治疗相比，联合外用药物治疗效果更显著，具有操作方便、成本较低、患者易于接受等优势，值得临床推广应用。

[基金项目：重庆市集成示范计划项目（cstc2014jcsf10004），
课题负责人：胡陵静，郭婷婷、叶海英整理]

胡陵静以针刺联合改良督灸治疗肺癌化疗后癌因性疲乏经验总结

癌因性疲乏（Cancer Related Fatigue，CRF）是一种令人痛苦、持续、主观的，且与躯体、情感或认知相关的疲惫感，与患者近期的活动量不符，与癌症或癌症的治疗有关。CRF 发生率可达 70%～100%，CRF 常常伴随肺癌患者治疗的始终。胡师认为 CRF 属中医学“虚劳”范畴，肺癌 CRF 以虚证为主、虚实夹杂，虚证以肺气、脾气亏虚为主，兼夹痰湿、瘀血等，多证相兼最为常见。纳差和呕吐是恶性肿瘤化疗后的常见症状，中医外治是较为理想的干预方案。有报道表明，针刺、督灸均对 CRF 存在确切的疗效。因传统督灸操作繁琐，且施灸过程中易造成皮肤损伤，现代工艺改良的成品督灸安全有效且携带方便，故胡师采用针刺联合改良督灸治疗肺癌化疗后 CRF，观察其对肺脾气虚型 CRF 的疗效，证实了针刺联合改良督灸治疗肺癌化疗后肺脾气虚型 CRF，可改善患者疲乏和提高生活质量，疗效优于单纯针刺治疗。

一、资料与方法

一般资料：选取 2018 年 9 月至 2020 年 8 月重庆市中医院肿瘤血液科住院的肺癌化疗后肺脾气虚型 CRF 患者 80 例，以随机数字表法分为两组（针刺组和联合组）。针刺组 40 例，其中男性 29 例，女性 11 例；平均年龄 55±9 岁；鳞癌 23 例，腺癌 17 例；

Ⅲ期21例，Ⅳ期19例。联合组40例，其中男性27例，女性13例；平均年龄56±8岁；鳞癌26例，腺癌14例；Ⅲ期18例，Ⅳ期22例。两组性别、年龄、病理分型及肿瘤分期比较，差异无统计学意义（$P>0.05$），具有可比性。

诊断标准：参照《中国常见恶性肿瘤诊治规范》中原发性支气管肺癌的诊断标准，即经细胞学、组织病理学确诊非小细胞肺癌。癌因性疲乏参照国际疾病分类ICD-10提出的相关诊断标准。

中医辨证分型：参照《国家中医药管理局“十一五”重点专科协作组肺癌诊疗方案》中肺脾气虚证的诊断标准。主症为久嗽痰稀，胸闷气短，神疲乏力；次症为腹胀纳呆，浮肿便溏，舌质淡，苔薄，边有齿痕，脉沉细。存在2项主症或1项主症合并2项次症，结合舌脉可进行诊断。

纳入标准：①符合以上中、西医诊断标准，且已完成化疗1个月以上；②Karnofsky功能状态评分（Karnofsky performance status，KPS）≥50分且经简单疲乏量表（BFI）评分符合中度及以上疲乏；③年龄18～65岁；④预计生存期≥3个月；⑤具有阅读能力，语言表达清晰，无认知障碍；⑥对病情知情，自愿参加本研究并签署知情同意书。

排除标准：①合并有凝血功能异常、血小板减少或有出血性疾病者；②合并有明显糖尿病周围神经病变感觉障碍者；③处于抗贫血治疗或使用类固醇治疗过程中者；④脊柱附近局部皮肤有破溃者；⑤恐针或对胶布过敏者；⑥依从性差、无法配合治疗者。

二、治疗方法

针刺组：采用针刺治疗。穴位局部皮肤常规消毒后，用针灸针直刺关元、三阴交、足三里、气海、血海和内关穴，行捻转平补平泻，以局部出现酸胀感为度，得气后留针 20 min，每隔 10 min 行针 1 次，每日 1 次。

联合组：在针刺治疗基础上予改良督灸治疗。针刺方法同针刺组，针刺结束后另取大椎、陶道、中枢、脊中、悬枢、命门、腰俞和长强穴进行改良督灸。取含托布和发热包的改良督灸材料，轻摇发热包，待其升温后，将发热包贴于托布上，托布平敷于上述穴位，3 h 后去除。每日 1 次。

两组均予宣教、心理疏导、睡眠辅导和运动指导。两组均治疗 2 周，治疗结束后随访 2 周。

三、观察指标

分别于治疗前、治疗后及治疗后 2 周评估患者的疲乏程度（采用 Piper 疲乏修订量表，PFS-R）、生活质量变化（参照生命质量测定量表 EORTC QLQ-C30 中文版）、中医证候变化、免疫改善情况（流式细胞仪检测外周血特异性免疫细胞中的 T 淋巴细胞亚群）。

四、统计学方法

使用 SPSS25.0 统计软件进行数据处理和分析。符合正态分布的计量资料用均数±标准差表示，比较采用 t 检验或校正 t 检验；不符合正态分布的计量资料比较采用 Wilcoxon 秩和检验。计数资料比较采用卡方检验，若有理论频数<5，比较则采用 Fisher 精确检验。多个时间点测量数据比较采用重复测量数据的方差分析；若 Manuchly 球形度检验 $P>0.05$，则满足协方差矩阵球形检验，不需要对结果进行校正；若 $P<0.05$，则采用 Greenhouse-Geisser

法校正自由度。以 $P<0.05$ 表示差异具有统计学意义。

五、结果

联合组 1 例患者督灸时出现局部皮肤发红，伴轻度瘙痒，更换部位及治疗结束后自行缓解。

治疗后结果如下：

治疗后及治疗后 2 周，两组 PFS–R 各单项评分均较治疗前降低，但仅行为、躯体及总分的组间效应、时间效应及交互效应具有统计学意义（$P<0.05$）。

治疗后及治疗后 2 周，两组认知功能、社会功能及其他症状评分未见明显变化，差异无统计学意义（$P>0.05$）。治疗后及治疗后 2 周，两组生活质量总分及躯体、角色及情感单项功能评分均较同组治疗前升高，疲劳单项评分较同组治疗前降低，仅生活质量总分、躯体单项功能评分及疲劳单项评分的组间效应、时间效应及交互效应具有统计学意义（$P<0.05$）。

治疗后及治疗后 2 周，两组中医证候评分较同组治疗前降低。$CD3^+$、$CD4^+$和 $CD4^+/CD8^+$均较同组治疗前升高，各项组间效应、时间效应及交互效应均具有统计学意义（$P<0.05$）。

六、讨论

研究发现晚期恶性肿瘤大多合并有癌因性疲乏（CRF），而肿瘤化疗往往又会加重 CRF。超过 80% 接受放化疗的恶性肿瘤患者合并 CRF 症状。肺癌患者的 CRF 以中重度疲乏为主，疲乏程度甚于其他恶性肿瘤。CRF 的中医病因病机尚未统一，亦没有明确病名，从患者的疲乏症状出发来审症求因，归属于中医学“虚劳”范畴。CRF 不是单独成病，癌肿本身耗伤人体气血津液，导致阴阳失衡，手术、放化疗等也在不同程度上导致机体气血阴阳受损。有研究对CRF的中医证候分型规律进行聚类分析，结果显示CRF可分为脾气亏虚、肺气亏虚、肝气郁结、寒湿困脾、肾阳虚、脾胃阴虚6个证型，脾气亏虚证型占比最高，肺气亏虚证型占比第二，提示CRF中医证候以脾气、肺气亏虚为主。因此，本研究针对肺癌化疗后脾肺气虚型CRF进行研究是非常必要的。

癌因性疲乏的治疗方法以补益为主，通过补肺、健脾、益肾、补气养血等扶正法调理脏腑阴阳，从而改善患者的虚劳症状。中晚期恶性肿瘤患者常常进食困难，因此中医外治是较为理想的干预方案。针刺和灸法为中医重要的外治方法，有报道两者对CRF均有确切的疗效。

胡师总结多年的临床经验，提出将两者联合用于癌因性疲乏的治疗，疗效显著，起到联合增效的作用。针刺可通过刺激穴位，起到疏通经络、调和脏腑阴阳气血、扶助正气的作用。关元、气海、足三里、三阴交、血海均为补虚要穴。关元穴“主诸虚百损”，与气海为任脉穴，为元气之海，有补气、调气之功，可益肾固精、健脾疏肝、滋荣百脉。足三里属足阳明胃经合穴，主健脾和胃，针刺足三里可补中益气，以后天滋先天，提高患者免疫力。三阴交位于肝脾肾经脉交汇处，为足三阴之交会穴，可调和气血、补肾养肝。血海为足太阴脾经穴位，具有培补元气、养血益精的作用。内关属于手厥阴心包经，能宁心安神、解除疲劳等，对失眠、焦虑、抑郁等都有良性双向调节作用。诸穴合用，起到补肾益精、益气健脾的功效。

《扁鹊心书》中提及“大病宜灸”，《针灸问对》指出“虚者灸之，使火气以助元气也”，表明灸法可扶助元阳，“阳气者，精则养神”，神得养则可达到改善疲乏症状的目的。灸法通过对机体的温热刺激、光辐射等形成一种综合效应，将理化作用与腧穴经络的特殊作用相结合，激发经络传导，能改善脏腑功能、增强机体免疫功能。督脉为“阳脉之海”，乃奇经八脉之一，经行于背脊正中，上通达脑髓，络于肾，总督全身阳经经气，为阳经总属，可敷布命门元阳之火，温煦脏腑经脉。督灸是在背部督脉循行路线上施以灸法，施灸面积大，温通力量强，可温煦脏腑、培固本元。

对于CRF这种机制未明、复杂难治的多因性疾病，整合各种有效手段的综合治疗策略势必比单一的治疗方式可取得更好的效果。本研究结果表明，针刺组在改善行为疲乏和躯体疲乏、减轻相关症状、提高生活质量和改善细胞免疫功能方面具有一定的作用，但联合组在减轻行为疲乏、躯体疲乏及整体疲乏，提高生活质量和减轻相关症状方面均明显优于针刺组，且联合组$CD3^+$、$CD4^+$T淋巴细胞绝对值和$CD4^+/CD8^+$比值明显高于针刺组。联合组疗效维持时间长，治疗后2周上述指标的随访结果仍优于针刺组。

综上，针刺联合改良督灸治疗肺癌化疗后肺脾气虚型癌因性疲乏可减轻患者疲乏，改善中医证候，提高患者生活质量和免疫功能，疗效优于单纯针刺治疗，且安全可行，副反应少，值得临床推广应用。

[基金项目：重庆市卫生计生委中医药科技项（ZY201802015），
重庆市中医院院级名中医学术经验继承项目，
课题负责人：白平，指导：胡陵静]

胡陵静自拟健脾和胃合剂改善肿瘤患者营养状态经验总结

恶性肿瘤是慢性消耗性疾病，恶性肿瘤病程中出现的营养不良严重影响患者的治疗及预后。营养不良的主要治疗手段为西医治疗，这些治疗方法均具有一定的局限性及不良反应。胡师认为，肿瘤营养不良在祖国医学中无专门病名，多纳入“虚劳”范畴，虚指气血阴阳亏虚，劳指五脏六腑受损。中医药在防治恶性肿瘤营养不良中具有确切的疗效。胡师结合自身多年中医肿瘤临床治疗经验，以香砂六君子汤化裁提炼出改善肿瘤患者放化疗后消化道副反应的基础方：健脾和胃合剂。为此，本文对存在营养不良的肿瘤患者，采取口服健脾和胃合剂和肿瘤型全营养素与单用肿瘤型全营养素两种方法，通过两种方法的临床疗效观察和对比研究，比较两种方法的疗效及疗效差异性，以证实健脾和胃合剂在营养不良肿瘤患者的治疗中能有效改善其营养不良状态，提高患者生活质量。

一、资料与方法

1. 一般资料

纳入 2016 年 9 月至 2017 年 9 月于重庆市中医院肿瘤血液科住院的营养不良恶性肿瘤患者 72 例。

按住院顺序编号，采用随机数字表法分为试验组和对照组各

36 例。对照组中男、女分别为 20 例、16 例，年龄 20~75（50.2±8.41）岁。试验组中男、女分别为 24 例、12 例，年龄 26~69（48.55±9.37）岁；两组基线资料比较无显著差异（P>0.05）。

2. 诊断标准

所有病例均为经组织病理学或细胞病理学确诊的恶性肿瘤患者。

中医证候诊断标准（脾胃虚弱证）：主症：脘腹胀满，食后加重，时轻时重，喜温喜按，饮食减少，纳呆便溏，舌质淡，苔薄白，脉细弱。次症：神疲乏力，肠鸣，语声低微，形体消瘦。主症至少具备 3 项，次症具备 1 项符合中医证候诊断标准。中医证候积分评定：主症按正常、轻、中、重分别计 0、2、4、6 分，次症按正常、轻、中、重分别计 0、1、2、3 分。

评估治疗后食欲改善状态：每日进食量增加 100 g 为食欲增加，<100 g 为食欲无变化，进食量减少>100 g 为食欲减少。

营养学指标：分别于治疗前和疗程结束后，采集患者空腹静脉血，离心分离血清，检测血红蛋白（Hb）、白蛋白（ALB）、前白蛋白（PA）水平。

生活质量：治疗后半年，采用美国波士顿健康研究所研制的健康调查简表（SF-36）161，评估患者生活质量。

3. 纳入标准

经组织病理学或细胞病理学确诊的患者；年龄 20~75 岁；且根据肿瘤患者营养状况评估操作手册评价为中、重度营养不良且符合中医学营养不良证候标准，属脾胃虚弱证；预计生存期>6 个月；认知水平、语言表达能力正常。所有患者均签署知情同意书。

4. 排除标准

过敏体质，精神异常患者；有严重不能控制的全身性疾病的患者，如心肝肾等疾病；正在服用其他中药的患者；KPS 评分≤30 分。

二、治疗方法

所有患者均根据肿瘤类型实施针对性治疗，包括根治手术及放化疗等综合治疗。

对照组：给予肿瘤型全营养素（由重庆市中医院营养科提供），于正常进餐的间歇口服，连续服用 28 天。

试验组：在此基础上，口服健脾和胃合剂，组方．党参 20 g，炒白术、茯苓、法半夏、陈皮、麦冬、山楂、红景天各 15 g，木香、砂仁各 10 g，隔山撬 30 g，甘草 6 g。由重庆市中医院药剂科制剂室加工浓煎制成合剂，1 次/天，连续服用 28 天。

三、观察指标

观察治疗前后中医证候积分，营养学积分及患者生活质量改善情况。

四、统计学方法

应用 SPSS20.0 统计学软件分析数据，计数资料以例和百分率表示，行 χ^2 检验；计量资料以（$\bar{x} \pm s$）表示，组间比较行 t 检验，$P<0.05$ 为差异有统计学意义。

五、结果

1. 两组患者治疗前后主症积分改善情况比较

试验组治疗前主症积分为：脘腹胀满 4.05±0.97 分，饮食减少 4.49±0.89 分，神疲乏力 2.33±0.60 分；治疗后分别降至 1.56±0.84 分、1.83±0.61 分、1.14±0.49 分；对照组治疗前主症积分别为：脘腹胀满 4.43±1.04 分，饮食减少 4.40±0.92 分，神疲乏力 2.34±0.55 分；治疗后分别降至 2.40±1.01 分、2.59±0.70 分、1.63±0.46 分。可见，治疗后，两组脘腹胀闷、饮食减少、神疲乏力积分均下降，但试验组下降幅度较常规组更大（$P<0.05$）。

2. 两组患者治疗后食欲改善状态比较

试验组治疗后食欲增加者的比例为 16%，对照组治疗后食欲增加者的比例为 8%；试验组治疗后食欲无变化者的比例为 15%，对照组治疗后食欲无变化者的比例为 15%；试验组治疗后食欲减少者的比例为 5%，对照组治疗后食欲减少者的比例为 13%。可见，治疗后试验组食欲增加率明显大于对照组（$P<0.05$）。

3. 两组患者治疗后营养学指标比较

营养学指标比较：治疗后，两组血清 Hb、ALB、PA 水平均明显升高，且试验组升高幅度大于对照组（$P<0.05$）。

4. 两组患者治疗前后生活质量（SF–36 评分表）改善效果比较

治疗后半年，试验组 SF–36 各项评分中，生理功能、生理职能、活力、精神健康、躯体疼痛、总体健康评分均显著高于对照组（$P<0.05$）。

以上结果均显示，两组差异有统计学意义，试验组疗效明显优于对照组。

六、讨论

中医药在防治肿瘤营养不良中具有确切的疗效，历代医家主张从“扶正培本”“虚则补之”的角度，结合脏腑气血阴阳辨证论治。胡师认为，肿瘤营养不良在祖国医学中无专门病名，多纳入“虚劳”的范畴，虚指气血阴阳亏虚，劳指五脏六腑受损，多涉及两脏或多脏劳伤耗损以及人体气血阴阳的不足。如“大骨枯槁，大肉陷下”的描述即符合肿瘤晚期重度营养不良的表现。随着治疗延续，脾胃气虚影响气血生成及运行，因此，肿瘤营养不良患者以虚证为主，尤以脾胃虚弱证多见。在治疗方面，历代医家多有论述，如“虚则补之”，提出虚劳从脾胃论治。胡师认为营养不良是肿瘤疾病的全身性表现，其主要病机为脾虚失运，胃失合降，治以健脾和胃。通过中医综合治疗全面调理人体的气血阴阳，遵循治病必求其本、虚则补之、药以祛之、食以随之的治疗宗旨，能够改善肿瘤患者营养不良的症状。长期的临床观察发现，采用中医健脾和胃治疗的同时与西医营养同步治疗，可明显缓解肿瘤患者营养不良状态，在延长其生存期、提高生活质量等方面发挥着独特的优势。

根据肿瘤营养不良患者后期的临床表现，胡师结合多年的临床经验，以香砂六君子汤为基础方，化裁提炼出改善肿瘤患者放化疗后消化道副反应的基础方：健脾和胃合剂。方中党参益气健脾，法半夏和胃降逆，二药同为君药；白术、茯苓健脾养胃，木香、砂仁行气健脾，与陈皮理气和胃相配，均为臣药；麦冬养阴清热，山楂、隔山撬消积化食，红景天扶正固本，共同佐助君臣；甘草调和诸药，共奏益气健脾、理气和胃之功。

本研究发现，在症状方面，治疗后试验组脘腹胀闷、饮食减少、神疲乏力各项症候积分下降幅度更明显，证实健脾和胃合剂在改善临床症状方面具有突出效果。营养状况方面，试验组食欲改善效果更突出，且营养指标及部分维度的生活质量评分改善更显著，表明联用健脾和胃合剂可明显增加患者食欲，改善营养状况，从而提升患者生活质量。

综上所述，健脾和胃合剂可有效改善营养不良肿瘤患者营养状态，增加食欲，缓解临床症状，增加血清营养指标水平，从而显著提升患者生活质量。

基金项目：课题编号 2016-10

重庆市中医院院级名中医学术经验继承项目

课题负责人：陈皎皎　指导：胡陵静

胡陵静以培土生金法辨治肺癌经验总结

肺癌是临床常见的恶性肿瘤之一，发病率和死亡率极高，且有逐年上升的趋势。目前西医在肺癌诊治过程中仍占主导地位。手术、放化疗、靶向及免疫治疗是目前临床治疗肺癌的主要手段，虽然这些治疗手段疗效确切，但术后感染、放化疗带来的胃肠不适及骨髓抑制、靶向药物的皮肤黏膜损害等不良反应严重影响着患者的生活质量。近年来中医药的介入为肺癌的治疗提供了新的思路及方法。胡师在临床诊治中发现肺癌患者辨证以肺脾气虚为主，采用培土生金法治疗疗效较显著，现将其诊治经验归纳总结如下。

一、中医对肺癌的认识

1. 历史沿革

根据临床症状，本病可归属于中医“肺积”“咳嗽”“咯血”“痞癖”等范畴。中国古代虽无肺癌之病名，却有大量与肺癌主要临床表现相似的描述，最早见于《难经·论五脏积病》，书中认为肺癌病久多表现为“洒淅寒热”“喘热”及“肺壅”。《内经》从病位、症状、体征加以描述，丰富了对肺癌的认识，如《素问·奇病论》曰：“病胁下满气上逆，……病名曰息积，此不防于食。”《灵枢·邪气脏腑病形》曰：“肺脉……微急为肺寒热，怠惰，咳唾血，引腰背胸。”《素问·玉机真藏论》“大骨枯槁，大肉陷下，胸中气满，喘息不便，内痛引肩项”与肺癌疼痛极其相似。宋代有不少方书记载了治疗肺癌常见证候的方药。李东垣创息贲丸用于治疗的肺积的证候与肺癌亦相似。张景岳在《景岳全书·虚损》篇提及的“劳嗽，声哑，声不能出或喘息气促者，此肺脏败也，必死”与晚期肺癌症状相同，同时明确提出其预后不良。清代沈金鳌在《杂病源流犀烛·积聚癥瘕痃癖痞源流》提到“邪积胸中，阻塞气道，气不宣通，为痰，为食，为血，皆得与正相搏，邪既胜，正不得而制之，遂结成形而有块”，详细说明了肺中积块形成与正虚邪侵、痰瘀互结、气机阻塞有关，启迪了后世对肺癌的发病及治疗的研究。现代中医学家多认为肺癌属本虚标实，“本”虚为脏腑气血亏虚，“标”实主要为痰浊、瘀血和气阻。近年为了规范肺癌的中医诊治，国内专家拟定了肺癌的中医诊疗方案，将其分为气阴两虚、肺脾气虚、肺阴虚、气滞血瘀、痰热阻肺五证辨证治疗。

2. 病因病机

早在《内经》中即有“正气存内，邪不可干”和“邪之所凑，其气必虚”的描述，高度概括了所有疾病的基本病因病机特点。肺癌的发病亦以正气内虚、脏腑阴阳气血失调为基础，如《医宗必读》言“积之成者，正气不足，而后邪气踞之”。中医学称肺为“华盖”，认为肺位置最高，外邪侵袭，首先犯肺。肺亦有“娇脏”之名，认为肺脏清虚而娇嫩，不耐寒热，易被邪气侵犯。肺主气，司呼吸，主通调水道，当机体正气虚损时，外邪乘虚袭肺，使肺宣发肃降功能失调，水液代谢输布失常，聚津为痰，阻滞肺脉，气机不畅，血行瘀滞，痰瘀互结，肺中积块遂成。因此肺癌是一种全身属虚、局部属实的病症。

二、肺脾气虚证候的研究

肺癌病位在肺，与肝、脾、肾相关。胡师临证中发现肺癌辨证时肺脾气虚证较常见。这可从肺与脾的生理病理基础得到印证。在五行中，脾为土，肺为金，二者属相生关系。肺气不足，病久及脾，导致脾气亏虚。同样脾胃为后天之本，化生气血以濡养全身。当脾胃虚弱时，气血生化乏源，肺气失养，故可见咳嗽乏力、少气懒言等气虚症状。现代医家从肿瘤分型、分期及免疫指标等方面进行研究，结果表明肺脾气虚证与肺癌的关系最为密切。周舟等从肿瘤分化程度研究中医证型肺癌的关系，发现低分化、中—低分化、中分化、高—中分化型均以脾肺气虚、痰湿瘀阻最为常见。不少学者研究肺癌中医证型与临床分期的关系亦发现肺脾气虚在肺癌中占主导作用。由此得出，肺脾气虚在肺癌发病中有着不可替代的地位。

三、六君子汤治疗肺癌肺脾气虚证临证加减应用

六君子汤出自《太平惠民和剂局方》，由人参、白术、茯苓、甘草、陈皮、半夏组成。方中以四君子汤（人参、白术、茯苓、甘草）为基础益气健脾补肺，且重用白术健脾，加用陈皮、半夏燥湿化痰。现代药理研究亦表明四君子汤有增强机体免疫力的作用。胡师将六君子汤作为益气健脾补肺的基础方，临证时可根据患者体质差异将人参改为太子参、西洋参等，因为人参性味偏温，不适于体质属阳热者。肺癌是慢性疾病，其病因较多，病机复杂，临证当随症加减。如肺癌术后，气血耗伤较多，可见乏力、食少等，可加强健脾益气补血之功，可加用黄芪、山药等；肺癌化疗后出现恶心、呕吐、反酸等，可使用瓦楞子、柿蒂等制酸降气；服用靶向药物治疗肺癌者出现皮肤瘙痒、皮疹等，可加

用水牛角、赤芍等凉血化瘀之品；伴咯血者，可加见血清、血余炭止血，加白茅根凉血止血等。总之，临证治病当结合患者的实际情况，根据体质、证候及其他治疗方法，辨证治疗，辨清寒热虚实，方能取得良好疗效。

四、体会

大量基础及临床研究证实，中医不仅能抑制肿瘤细胞扩散，同时中西医结合治疗可以取长补短，减少不良反应及提高生活质量。胡师临证发现肺癌中医辨证以肺脾气虚多见，采用培土生金法治疗，结合患者实际情况，根据体质、证候及其他治疗方法，辨证治疗，辨清寒热虚实，方能取得良好疗效。

（叶海英）

胡陵静以益气活血法治疗放射性肺损伤的经验总结

放射性肺损伤是指放疗时暴露于放射视野的正常肺组织受到射线的损伤，而引起的炎症反应。在放疗的第 1～3 个月为急性期，主要以放射性肺炎改变为主。若治疗不及时或误治将导致疾病进展，在 6 个月后进入慢性损伤阶段，肺组织正常结构改变，通气功能受损，发展为放射性肺纤维化。放射性肺损伤的出现，不仅影响患者的后续治疗，更降低了患者的生存质量。目前西医对于放射性肺损伤主要予以大剂量激素、抗生素、抗组胺药物等治疗，临床疗效欠佳，且治疗过程中容易继发感染等问题。胡师采用益气活血法治疗放射性肺损伤（放射性肺纤维化形成期），获得较好疗效，现介绍如下：

一、中医对放射性肺损伤病因病机的认识

古代医学并无关于放射性肺损伤病名的记载，根据该病的症状、体征，将其归属为中医“咳嗽”“喘证”范畴，病甚者归于“肺痿”范畴。放射性肺损伤病机较复杂，临床上常同时兼见多种病机。现代医家对该病的病机认识主要有热毒内蕴、阴虚津亏、气虚、痰热、血瘀脉阻，治以清热化痰、益气润肺、养阴、凉血解毒、活血化瘀等。射线为热毒之邪，易耗气伤阴已是共识。放射性肺损伤是基于癌病基础上放疗后的再发病，其与基础

疾病有密不可分的关系。癌病本就是机体慢性变化产生肿块的过程，其中多有气虚、阴亏、痰湿、血瘀等病理变化。射线为热毒之邪，直接照射肺部，此“以毒攻毒”的治法，治疗同时也伤正。一方面，肿瘤本身为消耗性疾病，加之放疗，机体正气大大损伤，首当其冲的就是直接照射的肺部，肺气亏虚因而出现咳嗽、气短、喘促；其次是脾气受损，在五行上，土为金母，其相生、相及，密不可分。肺主气，气源于脾，子盗母气，致脾气亏虚，气血生化无源；脏腑功能上肺脾之气相互影响，水液既需脾的运化输布，也需肺的宣发通调，因而有“脾为生痰之源，肺为贮痰之器”之说，所以临床上常见乏力、纳差、厌食、肢倦神疲、精神萎靡等脾虚的症状。因此胡师认为无论是癌病还是放射性肺损伤的发生均与脾密切相关，肺脾气虚是其主要的病机。毛峪泉等从经脉相通、主司相连、营卫相合、气机相关等方面探讨肺与脾的关系，亦为胡师重视脾脏在急性放射性肺损伤治疗中的观点提供了有力佐证。另一方面，《重订通俗伤寒论》曰“火热者，必有毒”，热毒之邪或迫血妄行，血溢脉外而瘀；或热灼精液，熬血成瘀；或热毒阻滞气机，气血不畅而瘀，正如叶天士云“毒热炽盛，蔽其气，凝其血”，故见咯血、疼痛、舌黯紫。综上，胡师认为热毒为发病之因，病理变化为热毒耗气、瘀从毒结，肺脾气虚、瘀血内生是本病主要病机。

二、益气活血法在病程中的具体运用

放射性肺损伤分为预防期、放射性肺炎急性期、放射性肺纤维化形成期及肺纤维化期 4 个阶段。现代医学已明确肺纤维化一旦形成，将不可逆转。因此众多医家将预防之重聚焦在肺纤维化形成期。然胡师临床观察发现，在预防期、急性期进行干预，可延缓疾病进展，阻止肺纤维化进程，能更好地改善患者的生活质量及预后。

肿瘤患者本就存在虚实夹杂的病机，其中气虚、血瘀位列为虚、实病机之首，既往已探讨过肺癌患者多见肺脾气虚证。肿瘤患者的血液高凝状态与血瘀证也是密不可分的。张杉等多位学者的研究也佐证了肺癌患者多血瘀，且放疗会加剧患者气虚、血瘀状态。因此，胡师认为气虚血瘀贯穿疾病始终，故基于“先安未受邪之地”的角度，在预防期虽气虚血瘀证不显，仍须紧扣气虚血瘀之基础病机，予以益气活血法进行预防。预防期或诸症未现，或见干咳少痰，口干喜冷饮，舌红苔黄等肺热实证，或有干咳、口干喜饮、低热，便干等肺阴虚证，同时亦见患者精神倦怠、乏力、胸痛，治疗上以五味消毒饮、沙参麦冬汤清热解毒、滋阴润肺之余，佐以少量益气活血药物，临证多以六君子汤加丹皮、赤芍等凉血活血药。

放疗后 1—3 个月，疾病进入放射性肺炎急性期，除咯黄稠痰、咳甚胸痛、口干欲饮、舌红、苔薄黄或黄腻、脉滑数等痰热壅肺表现外，患者也可见肢软乏力、纳差、呕恶、便溏等气虚证，因“气为血帅也，气行则血行，气滞则血瘀”，气虚又与血瘀互相影响，因而出现瘀血阻碍气机，则咳喘、胸痛、气急；热毒与血瘀互结，见高热、咳血；瘀血内阻，五官九窍、皮毛失养，见口鼻干燥、皮毛焦枯等症。胡师常治以益气化痰、活血解毒，方选炎消方合清金化痰汤加减，以红花、桃仁、当归、川芎、丹参、牡丹皮、赤芍、五灵脂等活血化瘀，热毒得清，阴津得复，气行瘀化，并能改善微循环和组织缺氧，提高肺组织修复能力，抑制肺组织纤维化进展，从而达到预防的作用。

放射治疗后 4—6 个月，病程进展，进入放射性肺纤维化形成期。痰火灼肺，病久入络，气虚血瘀，阻于肺络。患者多表现为干咳少痰，倦怠乏力，胸闷或刺痛，甚至气促喘累面色晦暗或口唇发绀，舌暗有瘀点或瘀斑。治宜益气活血、化瘀通络，胡师临证自拟炎消方以益气活血。该方由六君子汤合血府逐瘀汤化裁而来，主要药物：黄芪、党参、白术、茯苓、陈皮、枳壳、黄芩、红花、桃仁、当归、川芎、丹参、赤芍、甘草。《目经·辨病治病疑难说》曰“正存则不致大患……世未有正气复而邪不退者”，指出正气之重要性，故该方投以黄芪、党参、白术、茯苓健脾补气，黄芩清热，陈皮、枳壳理气行气，红花、桃仁活血消瘀，当归、川芎、丹参、赤芍活血养血，甘草调和诸药。此阶段血瘀证突出，治疗侧重于通络行气破血，临床可加用元胡、穿山甲、土鳖虫、青皮、木香、橘核、佛手、荔枝核等通络行气破血。

放射治疗后6—12个月，放射性肺纤维化形成期经治疗后稳定，即转为肺纤维化期。病程迁延，肺气不足，皮毛不固，见短气、乏力、自汗；气虚无以生津，阴液亏耗见咽干、手足心热；久病穷及肾，肾虚不纳，见咳嗽无力，呼多吸少、气动喘促，腰膝酸软。久病必有瘀，《读医随笔·承制生化论》云：“气虚不足以推血，则血必有瘀”，患者可见唇乌、面色青黑、舌有瘀斑或瘀点。在治疗上，胡师指出重点在于补肾培元，佐以行气活血，气盛血行则瘀化。根据阴阳的偏盛，可选择左归丸或右归丸加减。药物上多用黄芪、党参、白术、茯苓、熟地、山萸肉、枸杞、山药、茯苓、肉桂，补益之品易壅滞气机，故佐以行气活血之功的陈皮、香附、延胡索、川芎、赤芍等。

三、治疗特点

1. 重视顾护脾胃以生气

放射性肺损伤病位在肺，源于脾。首先，中医学上认为脾胃是气血生化之源，其功能是将水谷化为精微以养全身，各脏腑功能运转也有赖于脾胃化生的水谷精微。如《金匮要略·脏腑经络先后病脉证》曰“四季脾旺不受邪”，脾气充足，气血不亏，正气充足而抗邪。反之，则正气虚衰不能抗邪而致病，正所谓《脾胃论·脾胃盛衰论》云“百病皆由脾胃衰而生”。其次，脾居中位，为气机升降之枢纽，五脏六腑气机运动与其密切相关。补益脾胃之气，固护正气，使脾胃化生后天精微滋养正气，正气发挥御外作用，生生不息，延缓正常疾病进程。临床有研究证实，中药在减轻放疗副作用的同时能一定程度提高放疗效果。基于此理论，胡师认为接受放疗的患者在治疗全过程均需顾护脾胃，临证中常以六君子汤加减健脾益气，常用黄芪、白术、茯苓、白扁豆等药物。临证中便溏者加苍术、薏苡仁、半夏燥湿健脾；纳差者加山药、鸡内金、麦芽开胃健脾；腹胀者加枳实、厚朴行气消积。

2. 活血化瘀法贯穿治疗全过程

胡师认为血瘀为肿瘤主要病机之一。放射性肺损伤是基于已存在癌变情况下的再生疾病，有学者认为癌病是一个“气血壅盛”的生发之地，属热毒积聚之有形病理产物，热毒炽盛则耗灼津液，熬血成瘀；而且胡师既往研究亦指出肺癌患者多见肺脾气虚证，气虚无力推动血液运行则生瘀，尤其经过放疗的耗气伤血，整个机体处于正气不足、血运无力的状态。《临证指南医案》言：“凡经主气，络主血，久病血瘀。”因此，血瘀始终贯穿疾病整个过程。临床常用桃仁、红花、丹参、当归等药物，临证常配伍行气药物如延胡索、木香、香附以行气助血行；有瘀而化热者，加生地黄、玄参、牡丹皮凉血活血。根据患者体质、证候，灵活运用经方，随症加减。

四、体会

放射性肺损伤是个不可逆的病理过程，尤其当疾病进入肺纤维化期，大量间质纤维结缔组织增生代替正常肺组织，使患者肺功能急剧下降。因此抑制放射性肺炎进展为放射性肺纤维化是临床治疗中的关键。目前中医药在防治放射性肺损伤上显示出独特疗效。如：黄芪能减轻实验大鼠肺组织损伤；延胡索乙素可降低TGF-β1表达而减轻放射性肺损伤；血府逐瘀汤可干预肺纤维化进程。胡师在临床治疗中分期辨证论治，尽可能在预防期及急性期固护患者正气，补益脾胃，行气活血，从而增强患者抵御邪毒的功能，延缓甚至控制放疗后肺损伤的进展。

（曾玲玉）

胡陵静运用中医综合外治法治疗铂类周围神经毒性经验总结

周围神经毒性是铂类药物常见的并发症，文献报道铂类周围神经毒性的发生率约为20%~40%，其中奥沙利铂周围神经毒性的发生率甚至高达85%，严重时可延长治疗周期甚至中断现有治疗进程，从而导致肿瘤无法得到有效控制。西医目前主要以预防为主，在静脉输注铂类药物前予以包括神经生长因子、神经营养因子、抗氧化剂、维生素等药物预防周围神经病变的发生，对于已经发生的神经毒性症状缺乏有效治疗。中医外治法避免了口服给药可能发生的对胃肠道及肝脏损害，简便安全，在临床治疗铂类周围神经毒性中取得了较好疗效。胡师在临床应用以自拟通络散浴疗联合隔物灸治疗本病疗效显著，现总结如下：

一、铂类周围神经毒性的中医认识

化疗引起神经损伤的常见症状有肢端感觉异常或迟钝、麻木及疼痛，严重时可影响肢体功能。《素问·五脏生成》记载：“血凝于肤者，为痹。”《素问·痹论》中记载：“其不痛不仁者，病久入深，荣卫之行涩，经络时疏，故不痛，皮肤不营，故为不仁。”故根据其临床表现，中医学将该病归属于“痹证”“不仁”等范畴。

二、病因病机

《杂病源流犀烛》有云：“麻，气虚是本；木，死血凝滞在内，而且外挟风寒，阳气虚败，不能运动也。”中医认为铂类所致周围神经毒性的病因为“虚”“瘀”“寒”多个因素，属本虚标实，气血亏虚为本，瘀血阻络为标，寒毒闭脉为邪。

1. 气血亏虚，四末失养

化疗药物毒性较强，伤及人体正气，导致气血亏虚。汪机《医学原理》云：“有气虚不能导血荣养筋脉而作麻木者，有因血虚无以荣养筋肉，以致隧涩而作麻木者。”故而气虚无以生新血，血虚不荣，经脉空虚，肌肤筋骨失于濡养，不荣则痛，表现为麻木疼痛。

2. 瘀血不行，络脉不通

化疗药物作为邪毒进入机体，与脉道运行之气血相搏，使气血阴阳俱虚，不能推动血液运行，停而为瘀，瘀阻脉络，气虚不运血，必致瘀血，瘀血不行，久则入络，四末失养，故而出现了感觉异常、麻木。

3. 寒毒收引，络脉闭阻

铂类药物作用于人体后产生四肢麻木刺痛、末肢发凉等表现，冷刺激易诱发或加重，由此认为奥沙利铂当属寒性。寒毒之邪，使正气损伤益甚，气不运血，进一步加重瘀血形成；寒性收引，寒瘀互结，闭阻经络而麻木。

三、治则治法

铂类周围神经毒性基本病机为正虚邪实，血脉失养，加之药物邪毒损伤气血，致气虚血瘀，寒邪凝滞，导致经脉血络痹阻，故表现为麻木疼痛，活动不利。气虚日久化瘀，寒瘀互结，伤及阳气，“虚”“瘀”“寒”三者互为因果，应治以益气活血、温通经络之法。

1. 益气活血

《内经》曰“气为血之帅，血为气之母”，清代唐容川指出“瘀血不去新血不生”，针对其病机予以益气活血之法。气能行血，血能生气，气血足则可以到达以及濡养四肢末端，指趾端得以濡养，麻木则愈。瘀血阻滞经络，不通则痛，四肢末端就难以得到新血的濡润则趾端麻木。

2. 温通经络

中医认为“血遇热则行，遇寒则凝”，铂类药物为外来寒毒，作用于人体后产生麻木刺痛、末肢发凉等表现，冷刺激易诱发或加重，提示寒凝与气血搏结，导致营血亏虚、阳气受损。应予以温药温阳通络，阳盛则寒散，阳气鼓动血行，故四肢充盈，肌表得血脉濡养，疼痛麻木则愈。

四、中医综合外治疗法

外治法是中医防治疾病的重要方法，胡师发挥外治法联合增效优势，运用综合外治法治疗铂类周围神经毒性，以自拟方通络散浴疗联合隔物灸治疗，在临床上取得了较好的疗效。

1. 通络散浴疗

胡师自拟方通络散由黄芪、桂枝、桑枝、艾叶、威灵仙、秦艽、川芎等组成。方中黄芪专培元气，具有益气固表、利水消肿之效；桂枝性味甘温，通脉温阳；桑枝、艾叶温经通络，散寒止痛；秦艽味辛能散，性平质润，可祛风除湿、和血舒筋；威灵仙祛风除湿、通络止痛；川芎走而不守，活血而兼能行气开郁，为“血中气药”。方中补气与行气共用，补血与活血并用，补中有泄，降中有升，补而不滞，益气与养血药物并用，气血同补，配以温经散寒药物以温阳通脉。全方共奏益气活血、温通经络之功。

2. 隔物灸

胡师联合隔物灸法，运用丁桂药饼进行艾柱熏蒸，以达到温中散寒、散寒止痛、温通经脉的作用。穴位上肢选手三里、曲池、合谷；下肢选血海、足三里、三阴交。

五、病案举隅

患者张某，女，74 岁，2019 年 4 月 17 日初诊。主诉：大便性状改变 5 个月余，四肢麻木 5 个月。患者 5 个月余前因大便性状改变在外院就诊，行肠镜并活检诊断为结肠腺癌，予以手术治疗。5 个月前予以“奥沙利铂+卡培他滨”化疗 4 个疗程，化疗后患者出现手足刺痛、身倦乏力、少气懒言等症状，为改善化疗后不良反应，遂至重庆市中医院就诊。刻下症见：倦怠乏力，面色少华，手足四肢皮肤刺痛而物不能及，伴有麻木感，四肢发冷，得温缓解，遇冷加重，手足有放电感，影响日常生活，不欲饮食，小便可，大便稍稀，夜寐可，舌淡红、苔薄白、脉沉细。既往无特殊病史。根据患者病史、诊疗经过及目前症状，KPS 评分为 80 分，周围神经毒性症状明显，NCI 毒性分级标准评定为 3 级。中医诊断：痹症，辨证：气虚血瘀、寒凝经络证；西医诊断：1. 结肠恶性肿瘤，2. 化疗后周围神经毒性；诊疗方案：针对其化疗周围神经毒性，中医治以益气活血、温通经络之法，予以通络散浴疗联合隔物灸治疗，将通络散配以温水浴疗，水量以淹没手腕、脚踝为佳，水温 40℃左右，暖和舒适为宜，每日 1 次，每次浴疗时间控制在 10 ~ 15 分钟。同时再以丁桂药饼行隔物灸，选穴上肢选择手三里、曲池、合谷；下肢选血海、足三里、三阴交。每日1次，每次20分钟，连续治疗7天。

二诊：2019年4月24日，患者手足刺痛感较前减轻、倦怠乏力改善，继以原方案治疗。5月初随访患者，患者诉手足刺痛、麻木感较前明显好转，NCI毒性分级标准为2级，KPS评分为85分，拟继续行下一疗程化疗。嘱患者化疗间歇期可继续行通络散浴疗联合隔物灸辅助治疗，促进康复。

按：患者老年女性，因饮食失节，外感六淫，水谷运化失司，故而气滞、痰凝、水湿等内蕴于肠，日久形成肿块。行手术后大伤元气，后再予化疗则进一步损伤中焦，耗伤气血，故患者出现倦怠乏力，不欲饮食；病程日久，气虚久必致瘀，瘀血阻络，四肢失养，故见麻木刺痛；铂类药本大毒之品，其性属寒，耗伤阳气，营血凝滞，四肢发冷，阳气无以充盈脉管，故脉沉细。予以通络散浴疗联合隔物灸治疗，共奏益气活血、温通经络之功，疾病乃愈。

六、体会

铂类周围神经毒性的中医病机与“虚”“瘀”“寒”多个因素相关，治以益气活血、温通经络之法。胡师运用自拟通络散浴疗联合隔物灸治疗铂类周围神经毒性，避免了静脉输液及口服药可能存在的胃肠道反应及肝肾损害，有效缓解了患者的症状，提高了患者的生活质量。中医综合外治法具有实用性强、操作简便、联合增效等优势，充分发挥了中医药治疗特色，值得临床推广。

（李逸蓝）

胡陵静内外疗法综合治疗癌因性疲乏经验

癌因性疲乏作为肿瘤及其治疗过程中不可避免的伴随症状，临床表现为一种主观的、持续的、痛苦的、有关躯体、情感或认知方面的疲乏感或疲惫感，与近期的活动量不符，与癌症及其治疗有关，并且妨碍患者的日常生活。与正常人群的疲乏综合征相比，癌因性疲乏起病隐匿，病势较重，病程较长，且不能通过休息缓解，严重影响患者的日常生活。现代医学对该病的发病机制尚不清楚，尚未找到理想的治疗方法。而传统中医治疗在改善疲乏方面具有独特优势，目前已经成为治疗癌因性疲乏不可替代的重要治疗手段。针对癌因性疲乏，胡师经多年的理论研究及临床实践，总结出中药内服联合中医综合外治疗法，其中外治法包括针刺及督灸疗法，可有效改善患者疲乏症状，取得了满意疗效。现将胡师内外综合治疗癌因性疲乏的经验总结如下。

一、辨病溯源，明察病机

在中医古代文献中，虽无明确与癌因性疲乏相对应的中医病名，但有类似该病临床表现的记载，如《素问·玉机真藏论》云："大骨枯槁，大肉陷下，胸中气满，喘息不便，内痛引肩项，身热，脱肉破囷，真脏见，十月之内死。"鉴于癌因性疲乏所表现的疲劳、消瘦、纳呆、失眠、情志抑郁等临床症状，中医认为可将该病归属于“虚劳”范畴。《杂病源流犀烛·虚损劳瘵源流》云:“虽分五脏……其所以致损者有四:曰气虚、曰血虚、曰阳虚、曰阴虚。”故虚劳的基本病机为脏腑功能低下,气血阴阳亏虚。胡师认为,该病的发病关键为正虚,且不外乎内外两因所致:或因久病不愈,脏气内伤;或因频感外邪,消耗气血。但在该病不同阶段,往往出现虚实夹杂的复杂病机,或因虚致实或因实致虚。其中肿瘤早期患者以邪实为主,癌毒、气滞、血瘀、痰饮等邪存于内,耗气伤津,阴损及阳,则可因实致虚,导致虚证日盛;肿瘤中晚期患者正气内耗,加之手术、放化疗等进一步耗伤气血,精血虚极,瘀血内结,阻滞气机,则因虚致实,进而形成恶性循环,主导疾病的发生与发展。中医认为该病病位在五脏,而胡师认为尤其责之于肝、脾、肾。盖“肝为罢极之本”,主疏泄调畅情志,且肝主筋;脾为后天之本、气血生化之源,且脾主四肢主肌肉;肾为先天之本,肾藏精,肾之精气为一身脏腑气血阴阳之根本。因此肝、脾、肾三者的功能异常势必加重患者的疲乏感。

二、辨证论治,内外联合

胡师认为,癌因性疲乏的辨证应以气血阴阳为纲,五脏虚证为目。由于气血同源,阴阳互根,五脏相关,故气血阴阳可相兼为病,五脏之间亦可相互影响,并常见多证相兼为病,分型可见虚多实少。笔者在跟诊期间,总结胡师经验,将癌因性疲乏主要归纳为以下四型。

1.脾胃虚弱,气血亏虚型

症见神疲乏力、四肢倦怠、少气懒言、口唇苍白、大便稀溏、纳差、眠差、舌淡红、苔薄白或白腻、脉细弱,治以补中益气、健脾养血。方选补中益气汤加减；用药多以甘温补益为主。可加陈皮、当归、白芍、建曲、鸡内金、山药、芡实、薏苡仁等。在口服中药的基础上，联合针刺，选穴如下：关元、气海、三阴交、足三里、血海、内关、中脘、建里、丰隆等调理脾胃、补益气血，配以现代改良督灸：大椎、陶道，神道、灵台、至阳，筋缩、中枢、脊中，悬枢、命门4组穴位，增强扶正效果。

2. 肾精不足，阴阳两虚型

症见神疲乏力、腰膝酸软、记忆力减退、耳鸣、听力下降、四末不温、口干烦躁、睡眠欠佳、舌红或淡红、苔薄白或少苔、脉细弱或细数，治以补肾填精、滋阴补阳。方选地黄饮子加减，用药多以补益真阴真阳为主，可随证加味天冬、女贞子、附子、淫羊藿、仙茅等。在口服中药的基础上，联合针刺辨证选穴如下：关元、气海、三阴交、大钟、太溪、悬钟、肾俞、命门等滋阴壮阳、温肾补虚。配以现代改良督灸：大椎、陶道，神道、灵台、至阳，筋缩、中枢、脊中，悬枢、命门4组穴位，增强温阳扶正效果。

3. 肝郁气滞，阴虚内热型

症见神疲乏力、胸闷不舒或胸胁胀满、头晕目眩、口干、急躁易怒、多梦、舌红少津、脉弦，治以疏肝解郁、养阴柔肝。方选一贯煎加减，用药多以柔肝、行气、清热为主，可随证加味柴胡、香附、川芎、枳壳、白芍、麦冬、黄芩、白花蛇舌草等。在口服中药的基础上，联合针刺选穴如下：三阴交、太冲、期门、行间、太溪、肝俞、蠡沟、血海、气海等疏肝行气、滋阴柔肝。需注意的是，因督灸主要起温补之功效，虚证、寒证患者宜用，而本证属实证、虚热证，则不宜使用。

4. 气滞血瘀，癌毒内蕴型

症见神疲乏力、肌肤甲错、腹痛拒按、按之有块、夜间发热、夜寐不安、舌质暗红、有瘀斑、舌下脉络迂曲、脉细涩，治以活血化瘀，解毒祛邪。方选血府逐瘀汤加减，用药多为通经络、行气、解毒类药，可随症加味柴胡、莪术、白花蛇舌草、仙鹤草、龙葵、藤梨根、土鳖虫、全蝎、蜈蚣等。在口服中药的基础上，联合针刺辨证选穴如下：三阴交、足三里、关元、天枢、地机、膈俞、太冲、阴陵泉等行气活血。本证为实证，亦不宜使用督灸。

三、体会

近年来，越来越多的研究表明中药内服联合中医外治疗法对癌因性疲乏的疗效确切，能有效调节患者的免疫功能，提升生活质量。胡师认为癌因性疲乏易出现多证相兼为病，且病机虚实夹杂，辨证论治为其关键，中药治疗注重在补益的同时兼顾法邪。胡师通过多年探索将中药内服与中医综合外治法联合起来，强调内外疗法并重的原则，充分发挥中医疗法多元化的特色，在减轻患者疲乏症状、延长生存期、提高患者生存质量等方面取得了显著疗效，为临床治疗癌因性疲乏提供了新的思路。

（罗颖）

胡陵静运用益气养阴法辨治癌性发热经验总结

癌性发热又称肿瘤热，为中晚期恶性肿瘤的常见症状，一般是指癌症患者直接出现与恶性肿瘤有关的非感染性发热，是由肿瘤坏死组织或肿瘤代谢产物的自身吸收而引起的。临床表现为持续性低热，一般不超过39℃，午后或夜间体温开始逐渐升高，可自行退热，如此反复。西医目前多采用物理降温、非甾体类抗炎药、激素等对症支持治疗，但疗效不持久，并且存在较大毒副作用，严重影响患者生存质量。中医中药采用辨证论治为根本，一证一方，疗效持久，无明显毒副作用，能较大程度地改善患者的生存质量，延长患者的生存期。胡师在临床诊治中发现癌性发热辨证论治以气阴亏虚较多见，采用益气养阴法治疗疗效较好，现将诊治经验归纳总结如下。

一、中医对癌性发热病因病机的认识

1. 历史沿革

癌性发热属中医“内伤发热”的范畴，是指以内伤为病因，以脏腑功能失调，气血水湿郁遏或气血阴阳亏虚为主要病机，以发热为主要临床表现的病证。癌性发热在祖国医学中早有记载并不断发展。《内经》中即有关于内伤发热的描述，《素问·调经论》曰“阴虚则内热”，简单阐释了阴虚致热。李东垣认为癌性发热与“阴火”密切相关，且伴有脾胃虚弱、中气不足现象，提出“惟当以甘温之剂，补其中，升其阳，甘寒以泻其火则愈”，创立“补中益气汤”使甘温除热法具体化，为后世辨明了气虚致热。元代朱丹溪对阴虚致热有更多论述，并创制“大补阴丸”治疗阴虚火动之证。明代张景岳在《景岳全书》中提出阳虚致热，补前人之未所及，主张用“右归饮”等方药治疗阳虚发热。近年来为了规范癌性发热的中医诊治，国内专家拟定了癌性发热的中医诊疗方案，将其分为虚实两端辨证治疗，虚包括气虚发热、血虚发热、阴虚发热及阳虚发热；实包括气郁发热、瘀血发热及湿郁发热，进一步规范了对癌性发热的深入研究。

2. 病因病机

《内经》言“正气存内，邪不可干”“邪之所凑，其气必虚”，高度概括了所有疾病的基本病因病机特点。癌性发热的发病亦以正气内虚为基础。传统中医学认为，癌性发热的主要病因为正虚邪实，本虚标实。以正气亏虚为本，湿热痰瘀毒为标。正气内虚，湿热痰瘀毒积聚体内是癌性发热的主要病因病机。胡师认为癌性发热有实证与虚证之分，实证为癌瘤日久不愈导致气滞、痰浊、血瘀、湿热痹阻经脉，郁而发热；虚证为癌瘤日久耗伤人体正气，气血阴阳亏虚，脏腑不得濡养从而导致发热。

二、益气养阴法在癌性发热治疗中的应用

1. 气阴亏虚证候的研究

随着现代中医药研究的深入，癌性发热因“虚”致病逐渐受到人们的重视。有学者研究表明癌性发热患者接受的放疗、部分化疗及靶向治疗等即为外来火热毒之邪，热毒积聚，加之癌毒侵蚀，耗气伤阴，水不制火，虚阳浮越，故而发热。又有学者认为

癌性发热主要出现在中晚期恶性肿瘤患者，此期病程进展较快，大量使用退热药后，发汗太过，耗伤气阴，感受外邪，正虚不足以抵抗外邪，邪毒内蕴，瘀毒互结，郁而发热。还有学者观察到癌性发热患者大多符合气阴两虚范畴，采用益气养阴法，调整患者体内阴阳平衡，可以达到退热的效果。正源于此，气阴亏虚在癌性发热中医证型中占有重要地位。

2. 沙参麦冬汤治疗癌性发热气阴亏虚证临证加减应用

沙参麦冬汤为益气养阴法的代表方剂，该方出自《温病条辨》，由沙参、玉竹、甘草、桑叶、麦冬、扁豆、天花粉组成。本方主治燥伤肺阴或肺胃阴津不足，咽干口渴，或干咳少痰。方中沙参、麦冬清养肺胃，玉竹、天花粉生津润肺，桑叶轻宣燥热，扁豆、甘草益气培中。癌性发热病因病机复杂，临证当随症加减。胡师指出癌性发热患者病程绵长，气血耗伤较多，可见乏力、食少等，可加强补气健脾之功，加用黄芪、鸡内金等，补中益气法对于治疗癌性发热疗效理想。另外，阴虚热盛者，可加用生地黄、地骨皮、银柴胡等，从阴虚的角度辨证论治癌性发热，运用滋阴清热法，临床可取得较好疗效。若痰中带血，可加用血余炭止血及白茅根凉血止血；若潮热、盗汗，可加用青蒿、糯稻根、浮小麦等；若余热未清，可加用芦根、金银花等。总之，胡师认为临证需结合患者病情，根据病史、症状、体征及其他治疗方法，辨证施治，分清寒热虚实，标本缓急，方能取得良效。

三、典型案例

孙某，女，57岁，于2019年1月21日初诊。主诉：右肺腺癌术后5个月，发热半月。现病史：5个月前患者因咳嗽、右侧胸痛于重庆某医院行胸部CT检查，结果提示：右肺上叶结节

（肿块大小约 27 mm×25 mm）。立即行右肺上叶结节切除术，活检结果示：（右肺上叶）浸润性肺腺癌，未见明确脉管神经侵犯，支气管切端未见癌累及；（12 组）淋巴结未见癌转移（0/2），共行 4 疗程化疗。近半月患者夜间发热，体温波动在 37.2℃ ~ 38℃，伴肢软乏力，自服“感康”未缓解，今为进一步治疗，前来就诊。四诊摘要：夜间发热，手足心热，潮热盗汗，肢软乏力，干咳少痰，纳差食少，失眠多梦，大便干结，舌红，无苔，脉细数。西医诊断：1. 右肺腺癌，2. 癌性发热。中医诊断：1. 肺积，2. 内伤发热。中医辨证：气阴亏虚，热毒内蕴证。治法：益气养阴、清热解毒。方药：沙参麦冬汤加减。

药物：北沙参 30 g，黄芪 30 g，麦冬 15 g，玉竹 15 g，地骨皮 15 g，桔梗 15 g，银柴胡 15 g，黄芩 15 g，桑叶 15 g，鸡内金 30 g，糯稻根 15 g，红豆杉 3 g，白花蛇舌草 15 g，甘草 6 g。5 剂，水煎服，每日 1 剂。

2019 年 1 月 28 日二诊：患者诉夜间发热，手足心热，潮热盗汗均减轻，体温降至 37.2℃以下，饮食增加，仍肢软乏力，睡眠较差。效不更方，在原方基础上加用酸枣仁 15 g，7 剂，水煎服，每日 1 剂。

2019 年 2 月 8 日三诊：患者诉夜间发热消失，体温恢复正常，肢软乏力明显好转，咳嗽减轻，饮食及精神状态基本恢复至术前，仍感夜间盗汗，舌淡红，苔薄白，脉细，较前有力。继守原方去银柴胡，加浮小麦 15 g，5 剂，水煎服，每日 1 剂。此后患者定期来院复诊，随症加减，未再发热，病情稳定。

按：本例为右肺腺癌术后化疗后患者，以夜间发热，手足心热，潮热盗汗，肢软乏力，干咳少痰，大便干结为主症，辨证为气阴亏虚，热毒内蕴证。肺为娇脏，主气司呼吸，脾主运化，为

“生气之源”。《内经》言“正气存内，邪不可干”“邪之所凑，其气必虚”，高度概括了基本病因病机特点。胡师认为肺腺癌手术后，肺气受损，肺气不足则出现肢软乏力；化疗后损伤肺阴，肺阴亏虚，虚热内生则出现夜间发热，手足心热；阴虚生内热，迫津液外出则潮热盗汗；肺阴亏虚，肺失清润，气逆于上故干咳少痰；肺癌术后化疗后，损伤脾气，脾虚则出现运化失常，水谷精微运化无力，故见纳差食少；虚热扰神则失眠多梦；阴液不足，肠道失润则大便干结；患者舌红、无苔、脉细数为气阴两虚之象。治以益气养阴、清热解毒，予以沙参麦冬汤加减。方中北沙参、麦冬益气养阴，黄芪补益肺气，银柴胡、地骨皮清肺降火、退虚热，桔梗止咳化痰，玉竹润肺止咳，红豆杉、白花蛇舌草清热解毒抗癌，桑叶轻宣燥热，黄芩清热泻火解毒，糯稻根固表止汗，鸡内金消食化积，甘草调和诸药。二诊时患者夜间发热减轻，仍睡眠较差，故在原方基础上加用酸枣仁养心安神。三诊时患者夜间发热消失，体温恢复正常，仍诉夜间盗汗，继守原方加用浮小麦止汗敛阴。临证时随症加减，药证相符，故获良效。

四、体会

癌性发热为中晚期恶性肿瘤的常见症状，其在病因病机、发病形式及临床表现分为虚证、实证、虚实夹杂证，其中气阴亏虚是癌性发热的虚证中常见证型之一。胡师认为癌性发热因“虚”致病，从益气养阴论治，选方用药精准，随症加减灵活，临床广泛应用，故取得较好的临床疗效。

（刘向余）

胡陵静采用中药内服联合中医综合外治法治疗癌性疼痛经验总结

癌痛是恶性肿瘤常见症状之一，70%～90%的中、晚期癌症患者存在不同程度的疼痛。西医应用WHO的“三阶梯药物止痛法”控制癌痛的方案，疗效虽然比较确切，但止痛药不良反应较多，成瘾性强，严重影响了患者的身心状况以及生存质量。胡师采用中药内服联合中医综合外治法，包括中药局部涂擦同步微波，配合针灸治疗，从而达到不增加西医止痛药的剂量而有效缓解肿瘤患者疼痛的症状，提高患者的生存质量，同时有效避免止痛药的成瘾性和毒副反应的效果。

一、病因病机

胡师认为，六淫邪毒、七情内伤、正气亏虚是癌性疼痛的病因。①六淫邪毒：当今众多邪毒之气，如工业废气、煤烟、焦油、放射性物质等，侵入人体，久留不散，使得脏腑气血阴阳失调，患者发生气滞血瘀、痰浊胸闷等病变，最终引发癌毒，产生癌性疼痛。②七情内伤：若精神长期处于刺激状态，或是突然发生剧烈精神创伤，七情太过，情志失常，体内气血运行不畅，气机郁结，久而引起气滞血瘀，气不布津，津凝为痰，瘀瘀互结，经络不通，发为癌毒。③正气亏虚：正气亏虚，不能抗邪，邪气袭体后导致癌毒发生，癌毒加速正气损耗，引起气血不足，阴阳渐损，癌毒猖狂生长，加重疼痛。《医宗必读》指出，“气血亏虚，复因悲思忧恚，则脾胃皆伤，血液渐耗，郁气而生痰”，表明正气亏虚，脏腑气血阴阳失调为癌毒内因，是痰瘀阻塞引发癌痛的基本条件。

胡师认为癌痛的病机可高度概括为“不荣则痛”和“不通则痛”这两个方面。“不荣则痛”是由肿瘤日久，正虚邪盛，气血亏虚，不能濡养经络、脏腑，血行迟缓导致脏腑经络失养而引起疼痛。“不通则痛”最早记载于《内经》中：“寒气入经而稽迟，泣而不行，客于脉外则血少，客于脉中则气不通，故卒然而痛。”基本病机则为寒（寒邪凝滞）、痰（痰浊凝滞）、瘀（瘀血阻滞）所致。寒邪入体后久留不去，邪气郁积，脏腑失调，经络阻塞，进而引起气血阴阳失和，痰浊血瘀。湿为阴邪，重浊而黏滞，聚为痰，痰湿癌毒聚于体，气血不畅，痰瘀互结，引发癌痛。邪毒入体而致脏腑受损，经络壅塞，气血运行受阻，营养输布不畅，瘀血阻滞，发为癌痛。

二、辨证论治

胡师认为寒邪凝滞、痰浊凝滞、瘀血阻滞等阴邪内生为癌痛重要因素，其病机关键在于阴阳气血不足为本，寒痰瘀凝滞为标，因此癌痛的治疗重在调理人体阴阳脏腑经络之气血，从而达到止痛之效。临床辨证需谨守病机，标本兼顾。

1. 气虚血瘀证

治疗以益气活血、散瘀止痛为主，以四君子汤合血府逐瘀汤为基础方，方中川芎、三七活血化瘀、行气止痛，党参补中益气，白术健脾益气、利水燥湿，加防风祛风御邪，黄芪益气固表。在内服中药的基础上，联合止痛酊外擦疼痛部位，以散瘀止痛，同步微波增强药物渗透，再予电针治疗，益气活血，散瘀止痛，提高止痛效果。

2. 寒邪凝滞证

治疗以温中祛寒、温经通络止痛为主，以附子理中丸、当归四逆汤、黄芪建中汤类经方为基础方，其中干姜辛热，温中扶阳祛寒，人参补中而壮脾胃益气，附子辛热回阳气，散阴寒而止痛，当归活血养血，桂枝温经散寒通络，诸药随症加减，使阴血充，寒邪除，阳气振，经脉通，诸痛渐除。同时联合止痛酊外擦疼痛部位，同步微波，再行电针治疗，温经散寒，通络止痛，提高止痛疗效。

3. 痰瘀互结证

治疗以化痰祛瘀、舒经通络止痛为主，以鳖甲煎丸、半夏厚朴汤、瓜蒌薤白半夏汤类方为基础加减运用。其中鳖甲活血化瘀，软坚消癥，半夏燥湿化痰，祛痰散结，厚朴舒畅气机，干姜、桂枝温中通阳，化瘀开结，白芍养血活血，入络破瘀，酌加桃仁、鼠妇等破血逐瘀。在内服中药基础上，联合止痛酊外擦疼痛部位，同步微波治疗，再选穴予电针治疗，散瘀通络止痛，增加止痛效果。

三、中医综合外治法

胡师结合多年临床经验，不断总结，善于探索，制定止痛酊涂擦同步微波联合电针治疗癌性疼痛中医外治疗法，获得较好疗效。

1. 止痛酊涂擦

止痛酊中乳香为君药，具有活血行气、痛经止痛、消肿生肌之效；莪术为臣药，可行气破血、消肿止痛、除瘀散结；川芎为佐药，为血中之气药，能够行气开郁、祛风燥湿、活血止痛；冰片为使药，通诸窍、散郁火、消肿止痛、清热解毒。

2. HYJ 微波治疗（HYJ–Ⅲ型）

人体正常组织和肿瘤组织对高热敏感度不同，而微波治疗可将微波能量集中照射于肿瘤组织，使其温度在短时间内快速升高，进而直接杀死肿瘤细胞。

3. 电针疗法（KWD–808 型电针治疗仪）

针灸可疏通经络、活血化瘀，在临床疾病治疗中具有较好镇痛效果。在针灸类型中，针刺是治疗癌痛的特色方法之一，其止痛无成瘾性和无害性，且操作方便，根据患者耐受程度选择适宜的低频脉冲电流可缓解因气滞血瘀、经络不通引发的疼痛。

四、验案举隅

陈某，男，80 岁，因“右肺癌术后近 9 年，全身多处疼痛 2 月余”于 2017 年 5 月 19 日收入住院。患者 2008 年 6 月体检发现右下肺占位，行手术治疗，术后病理活检示：低分化腺癌。行 3 疗程化疗。2016 年 6 月胸部 CT 提示病变复发，予分子靶向治疗，口服“吉非替尼”。2017 年 3 月复查胸部 CT 示：病灶较前增大，伴多发骨转移。现口服盐酸羟考酮缓释片（20 mg，q12h）、双氯芬酸钠缓释胶囊（75 mg，qd），每日出现爆发痛 1 ~ 2 次，疼痛评分为 7 分。

刻下症见：神清，精神差，被动卧床，全身乏力，左上臂、右胁肋部及腰部不同程度疼痛，咳嗽，咯少量白稠痰，纳差，口干喜饮，大便干结，2 日一行，舌质嫩红，无苔，舌下络脉迂曲，脉沉细。西医诊断：左下肺腺癌术后化疗后复发伴骨转移Ⅳ期。中医诊断：肺积，辨证：癌毒犯肺，气阴两虚，毒窜于骨，经络瘀滞。治以益气养阴，解毒抗癌，强筋壮骨，通络止痛。方选沙参麦冬汤加减。药物：北沙参 30 g，麦冬 15 g，玉竹 15 g，天花粉 15 g，白术 15 g，茯苓 15 g，黄芪 30 g，麦芽 30 g，建曲 15 g，红豆杉 3 g，元胡 15 g，骨碎补 15 g，甘草 6 g。水煎服，每日 1 剂，服 7 剂。

同时采用中医综合外治法：疼痛部位予以止痛酊外擦同步微波，每次 20 分钟；再采用电针疗法，上肢取双内关、曲池及肾俞穴，下肢取双足三里、血海、三阴交，以及胁肋部阿是穴，每日 1 次，每次 20 分钟，连续治疗 7 日。

治疗后患者精神、食纳明显好转，未再出现爆发痛，眠可。盐酸羟考酮缓释片减量至 10 mg（q12h，口服），停服双氯芬酸钠缓释胶囊。效不更方，再投以原方加杜仲 15 g、续断 15 g、徐长卿 15 g。再服 7 剂，患者疼痛明显缓解，继以原方随症加减，随诊至今。

按：本例患者高龄男性，肺癌术后化疗后复发，伴多发骨转移，属肺癌Ⅳ期。患者以左上臂、右胁肋部及腰部不同程度疼痛、乏力、纳差、口干喜饮为主症，证属癌毒犯肺，气阴两虚，毒窜于骨，经络瘀滞。肺气阴两虚，津液亏损，灼伤肺络，宣降失司，故咳嗽少痰；脾虚气血生化乏源，故见神情疲惫，四肢乏力，纳差消瘦；舌质嫩红，无苔，脉沉细均为气阴两虚之表现，舌下络脉迂曲为血瘀之征。根据中医“不通则痛，不荣则痛”的理论，该患者由于肿瘤日久，久病入络，经络瘀滞。故投沙参麦冬汤加味，以益气养阴。骨碎补、杜仲、续断强筋壮骨，元胡、徐长卿通络止痛，药证相符，初见疗效。同时联合止痛酊外擦，散瘀止痛，同步微波增强药物渗透，具有疏通经络、活血化瘀止痛等作用。再予电针疏通经络、行气活血，从而达到止痛的目的，药证相符，故获良效。

五、体会

胡师采用中药内服联合中医综合外治疗法治疗癌性疼痛，避免口服药物引起的不适反应，充分突出了中医特色，较好地缓解了癌性疼痛，提高了患者生活质量。该技术实用性强、操作简便、疗效更优、易于推广应用。

（陈皎皎）

胡陵静自拟抗瘤方治疗非霍奇金淋巴瘤化疗后经验总结

对于非霍奇金淋巴瘤，治疗方式有化疗、骨髓移植、免疫治疗及靶向治疗等，目前临床公认的一线治疗方案是 R-CHOP 化疗方案。大量研究表明，该方案虽然具有较高的完全缓解率，但其不良反应明显，如胃肠道反应、骨髓抑制、口腔炎、肺部感染、静脉血栓等，造成患者治疗不耐受，疗效不佳，影响后续治疗。胡师从事中西医结合治疗肿瘤临床工作 30 余年，对非霍奇金淋巴瘤化疗后的治疗有其独特的经验，笔者现将胡师自拟抗瘤方治疗非霍奇金淋巴瘤化疗后的经验整理如下。

一、非霍奇金淋巴瘤的中医学认识

“非霍奇金淋巴瘤”“恶性淋巴瘤”均是西医疾病名称，中医古籍文献中并无“淋巴瘤”病名，根据其淋巴结肿大等临床症状，可将其归属为中医学“恶核”“失荣”“痰核”“石疽”“瘰疬”“痰毒”“癥积”等范畴。中国古代文献中也有对于淋巴瘤的相关描述，如《诸病源候论》提出：“恶核者，是风热毒气与血气相搏，结成核，生颈边。又遇风寒所折，遂不消不溃，名为恶核也。”《类证治裁》：“结核经年，不红不肿，坚而难移，久而肿痛者为痰核，多生耳、项、肘、腋等处。”《外证医案汇编》：“久则身体日减，气虚无精……其病日深，外耗于卫，内夺于营……

滋水淋漓……若治不顾本，犯禁病，气血愈损，必为败证。”这些都较为全面地概括了淋巴瘤的临床表现。

二、非霍奇金淋巴瘤的病因病机

非霍奇金淋巴瘤病位主要在淋巴器官，与肝、脾、肾等脏腑密切相关，胡师认为，正气亏虚是淋巴瘤的发病根本，痰、毒、瘀为其主要的病理因素。《景岳全书》：“脾肾不足及虚弱失调之人，多有积聚之病。”正气亏虚，复感六淫邪毒，致脾胃虚损，气血运化失司，水湿停聚成痰，痰湿聚而成毒；痰湿内停，气机不利，血行不畅，故致血瘀，痰、毒、瘀互结而成本病。《景岳全书》中“百病皆因痰作祟”，《丹溪心法》中“凡人身上中下有块者多是痰”，《医林改错》中：“结块者，必有形之血也”“诸病之因，皆由血瘀”，《医学正传》中“积者迹也，挟痰血以成形迹，亦郁积至久之谓”均说明了痰湿、瘀血等病理因素在疾病形成过程中的重要影响。其中，痰湿是本病最主要的病理因素，正如《丹溪心法》中说：“痰之为物，随气升降，无处不到”，表明了痰湿在疾病发展过程中作为病理产物和病理因素相互作用，相互影响。同时，因痰湿缠绵之性造成了本病的病程长久，难以痊愈。故本病属本虚标实，虚实夹杂，脾胃虚弱为本属虚，痰毒瘀互结为标属实。故扶正祛邪是治疗本病的核心，正所谓“养正积自除”，补益正气使正气强盛，气血故通，则积滞自消，病邪乃除。

三、非霍奇金淋巴瘤的临床研究

胡师认为，非霍奇金淋巴瘤的基本病机为脾肾亏虚，痰毒瘀结；治疗原则为扶正祛邪，标本兼治，予自拟抗瘤方治疗。主要药物组成如下：南沙参 30 g，黄芪 30 g，茯苓 15 g，白术 15 g，法半夏 15 g，陈皮 15 g，浙贝母 15 g，柴胡 15 g，蜈蚣 1 条，莪术 15 g，当归 10 g，鸡内金 15 g，白花蛇舌草 15 g，红豆杉 6 g，甘草 6 g。方中重用黄芪、南沙参益气扶正为君；臣以白术、茯苓燥湿健脾，陈皮理气健脾；佐以法半夏、浙贝母燥湿化痰，鸡内金行气宽中运脾，柴胡理气行滞，莪术行气破血，当归养血活血，白花蛇舌草、红豆杉清热解毒散结，蜈蚣攻毒散结；甘草调和诸药为使。全方共奏扶正健脾、行气化痰、解毒化瘀之功。随症加减：食欲不振者加麦芽、六神曲健脾消食；便秘甚者加火麻仁润肠通便；脘腹胀满疼痛者加佛手、延胡索理气止痛；皮肤瘙痒者加地肤子、白藓皮祛风止痒；夜寐不安者加酸枣仁、五味子、远志宁心安神；易汗者加浮小麦、牡蛎滋阴敛汗；口干者加麦冬、玉竹生津止渴；咳嗽咳痰者加瓜蒌止咳化痰；腰膝酸软加骨碎补、续断补肾益精。

四、选方释疑

自拟抗瘤方由六君子汤合血府逐瘀汤加减而来。六君子汤出自《医学正传》，具有健脾益气、化痰和中之功效，是治疗脾胃气虚兼痰湿证的常用方。孟丹华等研究发现六君子汤能通过健脾益气改善机体微环境，从而逆转肿瘤细胞免疫抑制状态发挥抗肿瘤作用。血府逐瘀汤来源于《医林改错》卷上，为王清任用于治疗“胸中血府血瘀”诸症之名方，在《医林改错》卷中，王清任列举了胸痹、头痛、不寐等 19 种病证，这些病证表现各不相同，唯一相同点是均具有血瘀表现，均可从瘀血证来分析，并使用血府逐瘀汤来进行治疗。多个研究表明血府逐瘀汤能明显改善血液高凝状态，从而减轻血瘀证。胡师认为，六君子汤旨在扶正益气，行气化痰；血府逐瘀汤旨在行气活血，化瘀散结，两方联用，切中病机，应用于非霍奇金淋巴瘤化疗后效用颇佳。

五、体会

对于非霍奇金淋巴瘤，临床上常以 R-CHOP 方案作为侵袭性 NHL 的一线治疗方案，此方案虽然疗效显著，但其不良反应也较明显，甚至严重影响患者的生活质量及后续治疗。胡师认为，非霍奇金淋巴瘤化疗后的基本病机为脾肾亏虚，痰毒瘀结，治宜扶正祛邪、健脾补肾、行气化痰、解毒化瘀，故予以自拟抗瘤方治疗，恪守辨证论治的原则，标本兼顾，合方运用，多法并举，疗效确切，药到病除。

（李航）

胡陵静运用解毒消斑汤治疗肺癌靶向药物相关性皮疹经验总结

肺癌作为全球最常见的肿瘤之一，伴随着我国工业化进程、大气环境的污染以及烟草需求量的增加，其发病率和死亡率均已位居我国恶性肿瘤的首位。近年来，分子靶向治疗作为肺癌新的治疗选择，因其精准性、便捷性、个体化等特点，逐渐引起人们的重视。其中口服吉非替尼、厄洛替尼等已被更广泛运用于表皮生长因子受体突变阳性的非小细胞肺癌患者的一线治疗。但与此同时，伴随而来的不良反应也影响着患者的生存质量，其中皮疹的发生率最高。据有关研究表明，肺癌患者服用靶向药物后出现皮疹的概率高达 41.1% ~ 95.0%。目前西医对靶向药物所致皮疹多以抗生素、类固醇、钙调神经磷酸酶抑制剂、抗组胺类药物及激素类药物为主要手段，治疗后易反复。胡师在临床诊治中发现肺癌靶向药物相关性皮疹辨证以热毒内蕴、气血两燔证较多见，采用解毒凉血法治疗疗效较好，现将其经验总结如下。

一、中医对肺癌靶向药物相关性皮疹的认识

肺癌靶向药物相关性皮疹当属中医学“药毒”范畴，相当于西医学的药物性皮炎。我国古代著作中早有关于“药毒”的描述，如《淮南子》载：“神农尝百草之滋味，水泉之甘苦，令民知所避就。当此之时，一日而遇七十毒。”《素问·汤液醪醴论》

载："当今之世，必齐毒药攻其中"，阐述了凡是治病的药都有毒。明代张景岳《类经》言"药以治病，因毒为能。所谓毒者，是以气味之有偏也"，说明合理使用药物能祛邪治病，使用不当则会反受其害。

近代医家大多认为其病机为禀赋不受，邪毒侵袭。"禀赋不受"，即服用靶向药物患者多是术后或化疗后复发，病理分期多为中晚期，因久用攻伐之药，身体不能耐受，正气不能抵御药毒而发疹。"邪毒"则与风、湿、热、毒邪有关，外邪受靶向药物药毒引触，内外合邪而发病。外感风热之邪犯卫，致营卫不和而皮肤瘙痒难耐；或卫分之邪不解，内传于气分，致阳明热盛而口干渴；或湿邪郁滞于体内化热，出现低热或自觉皮肤黏腻潮热；或气分之热未解，灼伤津液，邪气内陷入营，燔灼血分，发为斑疹。甚至严重者内传入血分，血热妄行而致皮肤出血。对于靶向药物吉非替尼，中医学认为其四气属温热，五味属辛，入肺、肝经，其药毒属火热之毒。胡师认为长期服用分子靶向药物，药毒集聚，热毒内蕴，气血两燔，伤及皮肤发为皮疹。

二、参卫气营血理论，从气营论治靶向药物相关性皮疹

卫气营血理论为叶天士所创立的一种论治外感温热病的辨证方法。叶天士将外感温热病发展过程中的所表现出的不同症状分为卫分证、气分证、营分证、血分证四种病理阶段，用以阐明温热病变发展过程中病位的深浅、病情的轻重以及传变的规律。随着对卫气营血理论研究的不断深入，近代医家运用卫气营血理论不再拘泥于温热病，而是广泛地运用于各类疾病的诊治。胡师根据皮疹的分期将靶向药相关性皮疹的病位分为卫、气、营、血四

类。单纯病在卫分的患者较为少见，多数患者为发病日久无法忍受或自行用药无效后才来就诊，此时病邪入里传化，病在气分，同时某些重症患者甚至热邪之毒已犯及营血，出现发热瘙痒、斑疹隐隐、心烦不舒、口渴喜饮等气血同病的表现。本病病机传变可为气分传营入血，或者卫分之邪越传营血分以及热邪直中气、血，传变规律以气血合病为主。

三、以解毒凉血为特点的解毒消斑汤

本病主要证候属热毒内蕴、气血两燔证，采用解毒凉血为治法，以气血同治为特点，兼以清热解毒、凉血消斑，采用解毒消斑汤治疗。解毒消斑汤为胡师根据上述理论而创的经验方，由白虎汤和犀角地黄汤合方化裁而来，由水牛角、牡丹皮、赤芍、生地黄、皂角刺、石膏、知母、白茅根、当归、炒麦芽、地肤子、荆芥、千里光、甘草等组成。诸药配伍，共奏清气泄热、解毒凉血、消斑透疹之功。白虎汤源自东汉张仲景所著《伤寒论》，是治疗阳明气分热盛的代表方。成无已在《伤寒明理论》中认为："其有中外俱热，内不得泄，外不得发者，非此汤则不能解之也。"金文君认为"白虎本为达热出表"，当疾病发展至阳明气分证阶段，即表邪入里化热或内有郁热，不必阳明热证各症俱在，都可使用白虎汤加味治疗，治以清气泄热。犀角地黄汤源自于唐代孙思邈所著《千金要方》，为治疗热入血分证之基础方，具有清热宁血而不伤血、凉血散瘀不留弊的特点。犀角地黄汤古时多为治疗温热病，热入营血、破血妄行之证，如今已广泛运用于痤疮、银屑病、过敏性紫癜等皮肤科疾病，治以解毒凉血。其对于病机转归属于血热、血燥、血瘀时，疗效尤显。解毒消斑汤合方运用，清气泄热，解毒凉血，解毒凉血法贯穿于疾病的始终。对于血热明显、斑疹鲜红者，重用牡丹皮、赤芍、当归尾等活血凉血散瘀；对于瘙痒难耐者，重用白鲜皮、皂角刺等透疹止痒，随证灵活加减，可获显效。

四、体会

随着肺癌发病率的上升和分子靶向研究的不断进展，吉非替尼、厄洛替尼、阿法替尼等相关靶向药物在肺癌治疗中运用广泛。肺癌靶向药物相关性皮疹作为常见的靶向药物不良反应，给患者造成了较大的痛苦，甚至有些患者难以坚持继续治疗。胡师参照“卫气营血理论”，为靶向药物相关性皮疹的治疗提供了独特的思路，达到了异病同治的效果。其临证中谨守“热毒内蕴、气血两燔”病机，遣方用药既尊崇白虎汤、犀角地黄汤配伍特点，又不拘泥于经方，随症灵活加减，因病、因人制宜，将解毒凉血法融贯于皮疹诊治的始终，充分发挥了中医药在癌症治疗中的优势。

（李后地）

胡陵静辨治中晚期肺癌经验总结

肺癌早期症状非常隐匿又不典型，相应的临床检查不敏感，大多数患者出现咳嗽、咯血、呼吸困难、胸背部疼痛等症状被诊断出肺癌时已属中晚期，失去了早期手术切除根治的机会。目前对中晚期肺癌患者多采用综合治疗，包括放疗、化疗、生物免疫治疗、中医药治疗及支持疗法等，但总的疗效并不满意，放化疗还会产生一系列不良反应，严重影响患者的生活质量。胡师对肺癌的研究和治疗具有丰富的临床经验，师古而不泥古，不断创新，临证中注重辨病与辨证相结合，局部与整体相结合，中医理论和现代医学理论相结合。现将胡师辨治中晚期肺癌的经验总结如下。

一、病因病机

祖国医学文献中虽无与肺癌相对应的病名，但在记载中多将其归属于“肺积”“息积”“息贲”等。如《素问・奇病论》曰：“病胁下满，气逆，……病名曰息积”，《济生方》曰：“息贲之状，在右胁下，大如覆杯，喘息奔溢，是为肺积”，以上这些描述与肺癌的主要临床表现有类似之处。明代张景岳曰：“劳嗽，声哑，声不能出或喘息气促者，此肺脏败也，必死。”这同晚期肺癌的临床表现相同，并明确指出预后不良。《杂病源流犀烛・

积聚癥瘕痃癖痞源流》中提到“邪积胸中，阻塞气道，气不宣通，为痰，为食，为血……正不得而制之，遂结成形而有块”，从中可以看出，中医学认为肺癌的发生是“邪正斗争，正不胜邪”的结果，尤其以中晚期肺癌最为明显。

胡师认为，无论是正气内虚、脏腑失调，还是外邪侵袭、寒热太过，肺癌均经过肺气膹郁、积聚成痰的病理过程。正如《素问·刺法论》“正气存内，邪不可干”，《素问·评热病论》“邪之所凑，其气必虚”，《医宗必读·积聚》“积之成者，正气不足，而后邪气踞之”。而肺脏娇嫩，位居上焦，为华盖之脏，感受外邪，首先犯肺。倘若机体正气亏虚，肺气虚弱，卫外失司，外在邪毒得以乘虚而入，客邪留滞，气机不畅，血行瘀滞，津液不布，聚津为痰，痰瘀交阻，日久形成积块，积块形成后进一步阻滞气机，损耗正气，其虚益甚，成本虚标实之证。故肺癌乃因虚而得病，因虚而致实，正虚贯穿其发生、发展始终，是一种全身属虚、局部属实的疾病，病位在肺，与脾肾相连。本虚以肺脾两虚、肺肾气阴两虚为主，标实则以气滞血瘀、痰湿热毒之证为主。

二、治则治法

胡师认为，肺脾气虚、痰瘀互结是中晚期肺癌的主要病机，治疗当以益气健脾为主，佐以逐瘀化痰，在固本培元基础上，再驱邪外出，达到标本同治。临证中，胡师强调在此治疗原则基础上不忘辨证论治、审症求因，更要注意寒热虚实的转化；强调益气以健脾为先，务求气机调达、升降出入有序，勿使中焦壅滞，常喜用平补、芳香、淡渗健运之法，如选用太子参、白术、茯苓、扁豆、薏苡仁、山药等甘平之品健脾，陈皮、木香、豆蔻、砂仁等辛温之品运脾。清热须防苦寒伤胃，散寒须防辛温伤津，化湿慎勿温燥助热，逐瘀慎勿动血伤阴；强调寒热温凉当相互兼顾，不可偏颇，灵活运用。如有时寒温并用、苦降辛开，用温佐凉，用凉佐温，平衡勿过，中病即止，且不可闭门留寇。注意兼顾解毒散结，常用冬凌草、猫爪草、皂角刺、蜈蚣、全蝎等。强调活血通脉兼顾养血补血，以扶正固本为要；遵循行而不峻、化而兼养的原则。常用虫类药物破血逐瘀、散结消癥，取其力宏效专，如水蛭、穿山甲、土鳖虫等。胡师用药精炼，药达病所，调度有法，显神奇之效。

三、组方用药

基于益气健脾、逐瘀化痰的治疗原则，胡师凝练出加味六君子汤（黄芪 15 g，太子参 15 g，白术 15 g，茯苓 15 g，法半夏 12 g，陈皮 12 g，桔梗 12 g，山药 15 g，金荞麦 15 g，当归 15 g，女贞子 15 g，鱼鳅串 15 g，白花蛇舌草 15 g，甘草 6 g）。方中太子参为君药，补气健脾、养阴生津。白术、山药益气健脾，与太子参相协，增强益气助运之力；黄芪补脾肺之气，实卫固表，芪术相配，益气健脾祛湿；茯苓健脾利水渗湿，苓术相配，健脾祛湿之功益著；当归补血活血，芪归相配，益气补血力宏，共为臣药。法半夏燥湿化痰，陈皮理气化痰，女贞子补肝肾之阴，鱼鳅串消积化食，金荞麦祛湿化痰，白花蛇舌草清热解毒，共为佐药。甘草补脾益气，缓和药性，桔梗引药归经，载药上行。诸药合用，共奏健脾益气、活血化瘀、化痰消积之功。

临证当随症加减，口干咽燥、舌红少苔等胃阴不足者，可加麦冬、石斛、玉竹等养阴生津；脘腹痞满、不欲饮食等痰湿内阻者，可加厚朴、瓜蒌皮等燥湿化痰、行气宽中；气短喘促、小便不利、面浮肢肿等肾阳虚者，可加仙茅、仙灵脾等温补肾阳；胸闷胸痛、舌质暗或有瘀斑等瘀血阻滞者，可加川芎、桃仁、延胡索等活血止痛；咯血、血色暗红者，或痰中带血者，可加仙鹤草、白茅根、三七祛瘀止血。胡师强调临证变化多端，须审症求因，把握病机，注意寒热虚实之间的相互转化，用药应得当。

四、预防与调摄

中医学历来重视预防，《素问·四气调神大论》曰：“圣人不治已病治未病，不治已乱治未乱。”因此，胡师从“未病先防”“既病防变”“已变防进”三个方面着手，以达到预防肺癌的目的。“未病先防”是通过各种方法加强锻炼、增强机体抗病能力，戒烟酒，养成良好的生活习惯，调理良好的精神情绪，少食黏腻、不易消化、辛辣刺激食物，忌食霉变不洁食物，同时避免各种致癌因素的长期刺激。对于后两者，应给予积极的中医药干预措施，防止他病转变为肺癌，并阻止或延缓肺癌的进一步恶化或转移。

（彭爽）

胡陵静以辛开苦降法治疗消化系统恶性肿瘤经验总结

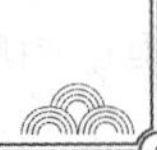

消化系统恶性肿瘤责之为脾胃功能失调，导致气滞、血瘀、痰凝等病理产物产生，日久而发为积聚之病。其主要病机为中虚痞塞，气机升降失常，寒热互结，虚实相杂，胡师常采用辛开苦降之法，寒温并用，宣通上下，和畅气机，阴阳并调，现总结如下。

一、消化系统肿瘤中医病因病机

消化系统肿瘤包括胃癌、肠癌、肝癌等恶性肿瘤，胡师认为肿瘤的形成不外乎与正虚邪侵、痰血互结、气机阻塞有关，属本虚标实之病，“本”虚为脏腑气血亏虚，“标”实主要为痰浊、瘀血和气阻。消化系统肿瘤多为中焦之病，中焦功用助脾胃，主腐熟水谷，泌糟粕，蒸津液，化精微，是血液营养生化的来源。中焦气机失调，以致气滞、血瘀、痰凝等病理产物产生，日久而发为积聚之病。

二、辛开苦降法溯源

辛开苦降法，是指用辛温药物与苦寒药物，相互配伍使用的一种治疗方法。辛能发散、行气，苦则降泻、通下。寒温并用，有辛开苦降、宣通上下、和畅气机、阴阳并调等成效。辛开苦降法是汉代医家张仲景在医治脾胃失调、寒热错杂所致之痞证所倡导的治疗方法。《金匮要略》:“呕而肠鸣，心下痞者，半夏泻心汤主之。”条文所指之证为表证或半表半里证，医者误下，致使邪热乘虚内陷，寒热之邪互结于中焦胃脘，故心下痞，按之濡。邪结中焦，气机阻滞，脾胃升降异常，胃气上逆而呕，脾气不升则肠鸣下利。治宜寒温并用，辛开苦降为法，方宜半夏泻心汤。

三、半夏泻心汤加减在消化系统肿瘤治疗中的临床研究及应用

半夏泻心汤为辛开苦降、调和脾胃的代表方剂，此方所治之痞，是小柴胡汤误下，损伤中阳，少阳邪热乘虚内陷所致。治疗以寒热平调、消痞散结为主。心下即是胃脘，属脾胃病变。脾胃居中焦，为阴阳升降之枢纽，中气虚弱，寒热错杂，故为痞证。脾气主升，胃气主降，升降失常，故见呕吐，肠鸣下利。方中半夏散结消痞、降逆止呕，故为君药；干姜温中散邪，黄芩、黄连苦寒，泻热消痞，故为臣药；人参、大枣甘温益气，补脾气，为佐药；甘草调和诸药，为使药。近年来半夏泻心汤在治疗消化系统肿瘤的临床运用中越来越广泛，不仅可用于针对恶性肿瘤的治疗，同时对于肿瘤放化疗或术后脾胃功能受损所致的临床症状均有一定疗效。胡师在多年临床经验中发现消化系统恶性肿瘤或肿瘤放化疗、术后导致的脾胃功能受损，常见胃脘部痞满、恶心呕吐、纳差食少、肠鸣腹泻等症，多与脾胃失和，寒热错杂，气机不畅相关，治疗上以半夏泻心汤为基础方随症加减。

1. 半夏泻心汤在消化系统肿瘤中的加减运用

胡师认为消化系统肿瘤多与正虚邪侵、痰血互结、气机阻塞有关，为中焦之病，中焦气机失调，以致气滞、血瘀、痰凝等病

理产物产生，日久而发为积聚之病。脾胃居于中焦，脾主升清，胃主降浊，脾升胃降以维持气机正常，机体出现中焦气机失调，上下阴阳不能交通，常出现胀满、呕恶等寒热错杂之证，治疗上须得辛热与苦寒之药共用，温热散寒不助热，苦寒降泄不伤中。半夏泻心汤为辛开苦降、为调和脾胃的代表方剂，辛苦合用，升清降浊，使得气机升降恢复，寒热平调，阴阳平衡，而病邪自除。消化道肿瘤最常见的症状就是心下痞满、呕吐、恶心、泄泻等，为半夏泻心汤的适应证，可随症加减用之。如气滞重者加枳壳、厚朴、木香、槟榔等；舌苔厚腻，脾虚湿盛者加藿香、佩兰、沉香曲、砂仁，以芳香化湿，醒脾和胃；呕吐严重者加旋覆花、代赭石、柿蒂；进食差者加建曲、鸡内金、山楂以消食和胃；胃脘部疼痛者可加延胡索止痛；瘀滞重者可加三七、莪术等；咳嗽痰多者可加陈皮、半夏、瓜蒌、贝母等；反酸、胃中有烧灼感者加海螵蛸、煅瓦楞、白芨以制酸止痛。肿瘤患者可加用白花蛇舌草、半枝莲、红豆杉、紫杉等药物辅以抗癌。

2. 半夏泻心汤在恶性肿瘤放化疗后导致的胃肠道反应中的加减运用

胡师认为放射线作用于人体，其本质属外邪，邪气犯人，伤阴伤阳，可致阴阳互损。而化疗药属中医“药毒”范畴，亦为外邪范畴，药毒伤人，最易伤及脾胃。肿瘤患者，正气亏虚为本，加之邪气作用于人体，使得正虚更甚，邪毒总体属热，进入人体后易耗伤人体津液，损伤脾胃运化功能，使升降功能失常而导致呕吐。治疗上以辛开苦降、寒热并用之法调整肠胃功能，随症加减。热重内盛伴有呕吐剧烈，加用旋覆花、代赭石、苏叶等和胃降逆；脾胃虚弱者可加山药、茯苓、白术健脾和胃；痰多湿重者可加用半夏、佩兰、砂仁等除湿和中，陈皮、瓜蒌、贝母等化痰止咳。

四、体会

半夏泻心汤作为辛开苦降、寒热并用的基础方，在临床上广泛用于治疗合并消化系统症状的各种疾病。脾胃为后天之本，外邪入里，损及脾胃，加之患者正气亏虚，致使脾胃受纳运化功能受损重，导致清阳不升，浊阴不降，升降失司，终致寒热之邪结于心下，形成寒热错杂之证。而清代医家柯琴在《伤寒附翼》中提出半夏泻心汤的病机为“寒热之气互结心下”，因此半夏泻心汤在治疗消化系统症状中有不可或缺的作用。胡师在临床运用中，针对消化系统恶性肿瘤或放化疗后合并消化系统症状的患者，使用辛开苦降法进行调理，随症加减，往往可明显改善患者症状。

（郭婷婷）

胡陵静基于“一气周流”理论论治食管癌经验总结

食管癌是发生于食管黏膜上皮的恶性肿瘤，是常见的消化道恶性肿瘤之一。其发病率在全球恶性肿瘤中排第7位，死亡率排第6位。目前指南提出食管癌有手术指针者推荐手术治疗（Ⅰ类推荐），术后可予以放化疗等辅助治疗，不可手术切除者建议行放、化疗。食管癌的典型临床表现为进行性吞咽困难、饮食不下，长期进食不畅会严重影响患者的生活质量。虽然目前手术、放化疗、靶向及免疫等治疗方法疗效确切，但治疗后仍有部分并发症及不良反应。中医药能增加放化疗疗效、减少毒副反应、提高患者生存质量等。胡师从事中西医结合治疗肿瘤临床工作30余年，推崇“一气周流”理论治疗肿瘤，对食管癌术后治疗有其独特的经验。

一、祖国医学对食管癌的认识

食管癌以进行性吞咽困难、饮食不下为主要表现，属于中医“噎膈”“噎”“反胃”等范畴。《素问·通评虚实论》曰：“膈塞闭绝，上下不通，则暴忧之病也”，提出了噎膈因郁结不舒，胃气不能敷布所致。《灵枢·四时气》曰：“食饮不下，膈塞不通，邪在胃脘”，提示噎膈病位多在胃脘。张介宾在《景岳全书》中解释：“噎膈者，膈塞不通，食不能下，故曰噎膈。”噎膈的主要症状为食道阻塞不通，饮食不能下。对于食管癌的发病，多数医家认为其与热结、血燥、津亏有关，是内外多种因素相互影响所致。该病之初期，多以实证为主，有情志失调和饮食不节之别。久病多为本虚标实，虚中夹实之证。本虚与脾肾亏虚，津液枯槁，不能濡养有关；标实为气滞、痰凝、血瘀阻于食管和胃，致使哽噎不顺，格塞难下或食而复出。临床以八纲脏腑辨证为主，治法多为“虚则补之、实则泻之”。初期重在治标，宜理气、消瘀、化痰、降火为主；后期重在治本，宜以滋阴润燥或补气温阳为法。《四圣心源》提出的“一气周流”理论，从气机升降周流角度出发，阐述人体生理和病理变化本质，将疾病发生根源归于一气运转不畅。黄元御认为，噎膈缘于阳衰土湿，上下之窍俱闭，治以“温中燥土”为主。

二、“一气周流”理论概述

“一气周流”是后世对黄元御所著《四圣心源》的总结。认为气对于人体具有十分重要的作用。而人体之气的运动及气化引起的精气血津液等物质与能量的新陈代谢过程，是生命最基本的特征之一。其理论特色是重视中气，后世医家将其理论总结为“一气周流”学说。黄元御认为祖气是人体生命的本源，中气枢转是人体气化之源，是人体生命活动的根本。中气推动着脾胃之气的升降，从而枢转着全身的气机。通过戊土、己土的升降运动化生了肝、肾、心、肺四脏，四脏之气又随着阴阳的升降不断进行着周流循环。无论是戊土、己土还是阴阳的升降运动，实质都是中气枢转的运动变化。而各脏腑之气乃是中气升降变化所产生的不同属性，实乃“一气”。

三、噎膈病机浅析

噎膈与气机升降失常密切相关，因此运用“一气周流”理论指导临床，可谓执简驭繁。黄元御认为，噎膈之病，病在气机升降紊乱，胃之二窍闭塞。生理状态下，中气健旺，斡旋得力，脾阳左升，下窍得开，胃阴下降，上窍不闭，下窍开，饮食糟粕可排出；上窍不闭，新谷受纳正常。新旧不断交替，出纳无阻，气化循环，所以无病。脾阳不升，下窍闭塞；胃阴不降，上窍不开。若中气虚弱衰败，湿邪壅塞中焦，则肝脾之气遏制下陷，下窍闭塞而不出，肺胃冲逆，上窍梗阻而不纳，导致大便秘结而小便不通，饮水阻碍，进食梗阻，发为噎膈。《四圣心源》言：“噎膈者，阳衰土湿，上下之窍俱闭也。脾阳左升，则下窍能开，胃阴右降，则上窍不闭。下窍开，故旧谷善出，上窍开，故新谷善纳。新旧递嬗，出纳无阻，气化循环，所以无病。其上下之开，全在中气。中气虚败，湿土湮塞，则肝脾遏陷，下窍闭涩而不出，肺胃冲逆，上窍梗阻而不纳，是故便结而溺癃，饮碍而食格也。”可见，噎膈源于气机升降紊乱，胃之二窍闭塞，而二窍闭塞又源于中土虚衰。脾为湿土，胃为燥土，湿能胜燥，则升降得常，燥反胜湿则升降不能，进而影响胃之二窍之通畅。基于上述理论，黄元御提出噎膈的关键为阳衰土湿，上下之窍俱闭也。

四、胡师在“一气周流”理论下论治食道癌

胡师认为食道上连于咽，下接贲门，为胃所主，是水谷进入人体的通道，符合“以通为用、以降为顺”的状态，唯气机畅通食物方可入胃。生理状态下胃气降浊，推动腐熟后的食物进入小肠；若胃气不降，浊气上逆，可导致食道气机升降失常、饮食水谷无法摄入，亦可致废浊糟粕无法下行至小肠排出。胃与脾互为

表里，生理状态下纳运相得、升降相因、燥湿相济；若脾清气不升，则致胃浊气不降，清浊相干，加重食道气机失衡。肝主疏泄、调畅全身气机可以保证血液、津液及脾胃功能的正常运行；肝郁气滞则气机不利、肝失疏泄，肝气横逆犯脾可致脾气虚弱，横逆克胃可致胃失和降。该理念蕴含“一气周流”的学术思想。胡师强调食管癌发病是多种因素综合所致，但无外乎热结、血燥、津亏等，致胃失和降、浊气上逆，气血津液运行障碍、阻结于食道，食道局部发生病变。临床论治时除温中燥土外，应辨明虚实，分清标本，适时使用养阴生津之药物。正如明代方隅《医林绳墨》所言：“噎膈不可妄投燥热之药，如其以火济火，何以异于刺人而杀之也。吾闻治之之法，必须清气健脾，行痞塞以转泰，助阴抑阳，全化育以和中，宜用生津养血之剂。”胡师在黄氏基础上提出，食管癌治疗除“温中燥土”外，还应“启通二窍”，佐以生津养血之品，其由苓桂半夏汤合启膈散化裁而成，具体组成为：茯苓 15 g，盐泽泻 12 g，甘草 9 g，桂枝 6 g，法半夏 12 g，干姜 9 g，赤芍 12 g，白术 9 g，南沙参 30 g，丹参 9 g，川贝母 12 g，郁金 12 g，砂仁 12 g（后下），姜厚朴 15 g，桔梗 15 g，皂角刺 15 g，石斛 12 g。黄氏创立的苓桂半夏汤，由茯苓、泽泻、甘草、桂枝、半夏、干姜、生姜、芍药组成。黄氏方中重用半夏燥湿化痰，以降胃气；茯苓、泽泻利湿化浊，行其瘀浊之邪；芍药敛阴疏肝，缓急止痛；干姜温脾阳，以开下窍；桂枝通经脉而平冲降逆；生姜温中降逆止呕；甘草调和诸药。现代医家常将其用于治疗反流性食管炎、barrett 食管等。启膈散由南沙参、丹参、茯苓、川贝母、郁金、砂仁壳、荷叶蒂组成，具有润燥解郁、化痰降逆之功效，是目前治疗食管癌的基础方剂。胡师认为二方合用，既可“温中燥土”，又可“启通二窍”，贴合噎膈之病因病机。

五、小结

胡师强调食管癌是常见的消化道恶性肿瘤，其典型临床表现为进行性吞咽困难、饮食不下，治疗重在解决吞咽困难，提升生活质量。西医的手术、放化疗、靶向治疗等手段在该方面有一定的局限性。胡师基于“一气周流”理论总结，认为噎膈乃阳衰土湿，上下之窍俱闭所致，并提出温中燥土，启通二窍，佐以生津养血之品治疗食管癌，整体论治，思路新奇，疗效显著，充分发挥了中医药在癌性疾病治疗中的优势。

（段彤）

胡陵静治疗恶性肿瘤方药经验集萃

恶性肿瘤为临床高发病，该病为多种因素相互作用导致，发病机制尚不明确。目前恶性肿瘤为公认的难治疾病，若不采取及时的治疗，会严重威胁患者的生命安全。胡师在临床中，擅长中医药对中晚期恶性肿瘤的治疗，每获佳效，提高了中晚期肿瘤患者的生活质量。笔者在跟师学习中，对其治疗恶性肿瘤方药经验进行整理、总结、传承，现将胡师治疗恶性肿瘤的方药经验介绍如下。

一、柴胡疏肝散加减化裁

胡师擅用疏肝理气、软坚散结法治疗乳腺癌。乳腺癌属于中医“乳岩”“乳石痈”范畴，关于其发病机制，朱丹溪在《格致余论》中提道：“肝气横逆，遂成隐核”，宋代陈自明在《妇人大全良方》中提道：“乳岩由于忧思郁结，所愿不遂，肝脾气逆，以致经络闭塞，结积成核”，提示乳腺癌的发生、发展与情志不畅、肝气郁结密切相关。柴胡疏肝散出自叶文龄《医学统旨》，为疏肝理气代表方，具有疏肝解郁、理气化瘀之效。在临床中，柴胡疏肝散多用于治疗肝郁气滞型乳腺癌，并作为乳腺癌中医治疗的基础方得到广泛应用。乳腺癌患者早、中期多为肝郁气滞、冲任失调、毒热蕴结之实象；中、晚期多见脾肾亏虚、气虚不足、瘀毒内聚、虚实夹杂之变证。柴胡疏肝散为临床疏肝解郁、理气化瘀代表方，方中柴胡疏肝解郁为君药，香附梳理三焦气机，川芎活血通络，陈皮、枳壳理气运脾，甘草调和诸药。胡师认为，女子以肝为先天，乳房作为肝经所过之处，乳腺癌的发生、发展与情志不畅、气机郁结密切相关，且乳腺癌患者患病后多情志抑郁不畅，故临证多通过疏肝散结法来治疗乳腺癌。

患者何某，中年女性，因“乳腺癌术后4年，食欲减退1周”于2020年12月9日门诊求治。患者既往明确诊断为乳腺癌术后、右上肢淋巴回流障碍，定期随访复查，1周前出现口干口苦，食欲减退，伴胸胁胀痛，乏力，眠可，自诉心烦易怒，大便稍干，小便色黄，舌暗红，苔薄黄，脉弦滑。西医诊断：右乳腺癌术后化疗后。中医诊断：乳癌，辨证：肝郁气滞，癌毒内蕴。治法：疏肝理气，软坚散结，解毒抗癌；方选柴胡疏肝散加减化裁。处方：柴胡10 g，香附15 g，白芍15 g，枳实15 g，厚朴20 g，陈皮15 g，川芎15 g，苍术15 g，黄芩15 g，茵陈15 g，建曲30 g，八月札15 g，夏枯草30 g，南沙参30 g，红豆杉3 g，白花蛇舌草30 g，甘草6 g。4剂，每日1剂，水煎服。

2020年12月14日二诊：服上方4剂后，患者诉乏力较前明显减轻，口干口苦减轻，食欲较前稍增加，阵性头痛，双太阳穴为甚。原方去苍术15 g、茵陈15 g，加白芷15 g、天麻10 g、蔓荆子15 g。共7剂，每日1剂，水煎服。

按：本患者性格郁闷寡言，心烦易怒，症见口苦咽干，两胁胀痛，舌质暗红，舌苔薄黄，脉弦滑，辨证属肝郁气滞，癌毒内蕴证。患者情志不畅，肝气失于条达，阻滞乳中经络及胁络，气滞血瘀，日久变生乳中结块。肝气郁结，不通则痛，故两胁胀痛，肝藏血调经，肝主疏泄，肝郁气滞，情志失调，故见郁闷寡言；若气郁化火生热，可见心烦易怒，口苦咽干；舌质暗红，舌苔薄黄，脉弦滑为肝郁气滞之象。方用柴胡疏肝散加减化裁。方中柴胡疏肝解郁，白芍养阴柔肝，川芎乃血中之气药，既可活血又可行气，苍术燥湿健脾，茵陈清热利湿，八月札、夏枯草、白花蛇舌草清热解毒散结。复诊头痛，以双太阳穴为甚，加用蔓荆子、白芷疏风止痛，故药到病除。

二、六君子汤加减化裁

胡师擅用六君子汤加减化裁治疗中晚期肺癌。中医学认为，“邪之所凑，其气必虚”，正气不足是肿瘤发生的内在根本原因。肺癌的发生、发展、转移、扩散也无不与正气虚损有关。中晚期肺癌最主要的虚证主要表现为脾虚、气虚，扶正的重点应该是健脾益气。肺属金，脾胃属土，土能生金，故有“脾有生肺之能，土旺而金生”之说。胡师认为，临床肺病久病不愈，多求之于脾。特别是晚期肺癌，肺脾气虚证尤为多见。化疗则进一步损伤脾胃，损害人体正气，因此扶助正气、益气健脾法是晚期肺癌治疗中的一个重要治疗原则。六君子汤是益气健脾的基础方剂，有健脾益气、燥湿化痰的功效。党参入肺、脾二经，为君药，能健脾补肺，益气生津，补虚固本。白术苦温，可加强党参益气助运之力，而又能健脾燥湿，为臣药。佐以茯苓甘淡健脾渗湿，陈皮芳香健脾醒胃，半夏化痰燥湿、补益脾气，使之在扶脾治本中兼以化痰湿而标本兼顾；甘草甘温，益气和中，调和诸药。诸药配合，可使脾胃复健，气机调畅，痰湿得化。

患者刘某，老年男性，因“右肺腺癌 2 年余，咳嗽伴喘累 1 周”于 2020 年 1 月 19 日门诊求治。患者既往吸烟 40 余年，每日平均 20 支，饮酒 40 年，现已戒烟、戒酒。就诊时咳嗽、咳痰，为白色泡沫痰，活动后喘累不适，纳差，大便较稀溏，舌淡红，苔薄白，舌下络脉迂曲，脉细弱。西医诊断：右肺腺癌靶向治疗后伴右侧胸腔积液Ⅳ期。中医诊断：肺癌，辨证：肺脾气虚、痰瘀互结。治法：健脾补肺，化痰祛瘀散结。方选六君子汤加减化裁。处方：南沙参 30 g，焦白术 15 g，茯苓 15 g，桔梗 15 g，陈皮 15 g，京半夏 15 g，浙贝母粉 15 g，枳壳 15 g，枇杷叶 15 g，前胡 15 g，三七粉 6 g（冲服），红豆杉 3 g，百合 30 g，建曲 30 g，鸡内金 30 g，黄芪 30 g，女贞子 15 g，莪术 15 g，甘草 6 g。5 剂，水煎服，每日 1 剂。

2020 年 1 月 25 日二诊：患者服上方 5 剂后，咳嗽、咳痰较前减轻，喘累减轻，咳痰减少，食欲较前明显增加，乏力减轻，诉口干，不欲饮水，咳痰较前黄稠，舌质较前变红。前方去南沙参、三七粉，换用北沙参 30 g，加麦冬 15 g、黄芩 15 g、金荞麦 30 g、瓜蒌皮 30 g。6 剂，每日 1 剂，水煎服。

按：患者为老年男性，病史较长；既往喜食肥甘厚味，损伤脾胃功能，脾失健运，故出现纳食差，大便较稀溏，不成形；脾虚生湿，湿聚成痰，贮于肺脏；长期吸烟，损伤肺脏，肺失宣降，导致咳嗽，咳白色泡沫痰；肺失通调水道，则聚湿成痰，痰阻气机，气滞血瘀，痰瘀互结，日久凝成癌肿。方用六君子汤加减化裁，方中南沙参、茯苓、焦白术、甘草健脾益气扶正，能振奋胃肠机能，陈皮、京半夏燥湿化痰，共奏理气和中化痰之功，加鸡内金、建曲消食化积，三七粉活血化瘀，莪术化瘀散结抗癌。酌加红豆杉、浙贝母粉化痰散结祛瘀药物以加强抗肿瘤，对于正虚邪实的患者扶正的同时不忘祛邪。复诊咳痰色黄，舌质较前变红，考虑辨证为肺脾气虚、痰热内蕴，前方去三七粉，加黄芩清热燥湿，金荞麦、瓜蒌皮清热化痰，故药到病除。

三、体会

胡师从事中医临床诊疗工作30余年，非常重视经方的学习和应用，也时刻不忘教诲我们应当用心继承和发扬我国博大精深的中医学。乳腺癌、肺癌等高发的恶性肿瘤会导致多系统受累，胡师在治疗中晚期恶性肿瘤上既注重病证结合，也立足方药自成的辨证体系，不断总结，守正创新，大大提高了恶性肿瘤的治疗效果，尤其是提高了晚期患者的生活质量，深受患者好评。

（陈皎皎）

胡陵静论治子宫内膜癌术后尿潴留临床经验总结

子宫内膜癌在中国居女性生殖系统恶性肿瘤的第二位，治疗以手术为主，放疗和化疗为辅。但手术在根治肿瘤的同时给患者带来了诸多不可逆的并发症。患者行子宫切除术后受机械性损伤、麻醉、术后疼痛等因素影响，容易伴有不同程度的膀胱功能障碍，发生尿潴留。据相关研究报道，子宫切除术后尿潴留的发生率为 7%～45%。尿潴留的发生既影响手术效果，同时也增加患者的心理负担和医疗费用。近年来关于中医药（如中药汤剂）、针灸、艾灸等方法治疗尿潴留的效果较好，且安全性较高，能避免导尿术给患者带来的创伤性，逐渐被患者接受。胡师从事中西医结合治疗肿瘤及其并发症 30 余年，运用中医辨证论治子宫内膜癌术后尿潴留，因人制宜，临床疗效确切，现将胡师治疗经验总结如下。

一、追本溯源，以史为鉴

子宫内膜癌术后尿潴留依据其临床表现，当归属于中医“癃闭”范畴。《素问·宣明五气论》曰：“膀胱不利为癃，不约为遗溺”，《素问·标本病传论》谓：“膀胱病小便闭”，最早提出癃闭病名，并阐述了癃闭以小便量少，排尿困难，甚则小便闭塞不通为主要表现。《灵枢·本输》云：“三焦者，……实则闭癃，虚则遗溺，遗溺则补之，闭癃则泻之”，提示癃闭与三焦相关。《诸病源候论·便病诸候》提出：“小便不通，由膀胱与肾俱有热故也”“小便难者，此是肾与膀胱热故也”，认为热邪是小便难的重要致病因素。《千金要方·膀胱腑》有关于“葱管导尿法”的记载。《丹溪心法·小便不通》曾记载探吐法治疗小便不通。由此可见中医药治疗癃闭源远流长。

二、深究病机，明辨病因

癃闭，其基本病机为膀胱气化功能失调，其病位主要在膀胱与肾，并与三焦密切相关。三焦气化正常，则尿液通畅，而三焦气化主要依靠肺的通调、脾的转输、肾的气化、肝的疏泄来协调维持，故肺、脾、肾、肝功能失调，均会导致癃闭。正如《素问·灵兰秘典论》所记载：“膀胱者，州都之官，津液藏焉，气化则能出矣。”小便乃膀胱所系，与肺、脾、肾、肝、三焦有关，若脏腑气化功能失司，则小便异常。《景岳全书·癃闭》将癃闭的病因归纳为四个方面：“有因火邪结聚小肠、膀胱者，此以水泉干涸而气门热闭不通；有因热居肝肾者，则或以败精，或以槁血，阻塞水道而不通；有因真阳下竭，元海无根，气虚而闭者；有因肝强气逆，妨碍膀胱，气实而闭者。”

胡师认为癃闭首当明辨虚实。实证一则因湿热蕴结下焦，膀胱气化失司，致癃闭；二则寒湿之邪，伤及阳气，凝滞下焦，阳气郁闭，气化不利，小便不通。虚证一则为肺气失宣，上源不清则下元不利，水液停滞，发为癃闭；其二为脾气亏虚，清气不升，浊阴不降，故小便不利，发为癃闭；其三为下焦肾阳虚衰，气化不利，肾精亏虚，水液不能下注膀胱发为本病。临床上患者病机往往较为复杂，多为虚实夹杂证，当审证求因，随证治之。

三、审证求因，辨证论治

胡师认为子宫内膜癌术后尿潴留，与一般疾病致癃闭不同。子宫恶性肿瘤多由于正气虚损，毒邪内侵引起，手术虽然切除了病灶，但是正气虚损的本质并没有改变，故其病机以脾肾阳虚为本，湿热、寒湿、瘀血、痰浊等实邪为标；临床治疗以“温”为主，以“通”为辅。“温”一则健脾益肺，通调三焦；肿瘤消耗，手术损伤，正气亏虚，脾气虚弱，脾胃乃气机升降之枢纽，脾胃运化无力，中气虚陷，升清降浊失职，膀胱气化无权，发为此病。二则温肾益精，温阳化气；久病及肾，肾阳虚衰，气化不利，肾精亏虚，水液不能下注膀胱发为本病。“通”则依据辨证论治，辅以清热利湿、散寒祛湿、活血化瘀、化痰祛浊之品。

胡师临床常用补中益气汤合金匮肾气丸加减治疗。补中益气汤出自《脾胃论》，由黄芪、白术、人参、升麻、柴胡、陈皮、当归、甘草 8 味药物组成。黄芪为君药，健脾气、固肺气；臣以人参健脾气、补元气，甘草和中益脾；白术燥湿健脾，所以选用这三味与黄芪配伍，标本兼治；佐以当归和血补阴，陈皮行气宽中、导滞；再配以柴胡、升麻升阳举陷、调和中焦。诸药共奏补中益气、燥湿行滞之功效。胡师认为该方用药气味以甘温为主，稍佐以辛味，补气药与升提药、行气药、补血药配伍使用，可升阳举陷、补气养血、补而不滞、能补能散，临床应用广泛。现代研究发现此方可增强平滑肌功能，对子宫、阴道及其周围组织有选择性兴奋作用。金匮肾气丸出自《金匮要略》，由地黄、山药、山茱萸、茯苓、牡丹皮、泽泻、桂枝、制附子组成，能温补肾阳，化气行水，主治肾虚水肿，腰膝酸软，小便不利，畏寒肢冷。方中重用干地黄为君药，以滋阴补肾；山药、山茱萸为臣药，补脾益气、滋补肝肾；佐以茯苓、泽泻健脾渗湿、利水消肿，牡丹皮可以活血化瘀；桂枝、附子为使药，温肾助阳、补命门真火。临床上，该方广泛应用于临床泌尿生殖系统、心血管系统、呼吸系统、内分泌系统等疾病。胡师强调方中地黄、山茱萸和山药三药静而补阴；桂枝、附子共用，动而通阳，合茯苓、泽泻和丹皮，有通阳化气、化瘀利水以抑阴之功，具流动之性。此外还应注重灵活加减，下肢水肿者，加冬瓜、猪苓利水渗湿；下腹疼痛者，加延胡索、川芎行气止痛；下腹坠胀者，加升麻、柴胡升阳举陷；食欲不振者，加麦芽、神曲健脾消食。

四、小结

子宫内膜癌是常见的妇科肿瘤，尿潴留是子宫内膜癌手术根治后常见的并发症之一，西医对于该疾病手段有限，效果欠佳。现代医学认为，这种尿潴留多由盆腔支持结构损伤、神经组织损伤、血管营养障碍等所致。胡师认为，中医在该疾病治疗中具有一定优势，通过辨证论治，能从源头治疗该疾病。其多由正气虚损，毒邪内侵引起，手术虽然切除了病灶，但是正气虚损的本质并没有改变，故其病机以脾肾阳虚为本，湿热、寒湿、瘀血、痰浊等实邪为标；临床治疗以“温”为主，以“通”为辅。通过内服益气健脾、温阳化气之中药，能够加强盆底支持结构修复、改善循环。此外中药还可通过扶助正气，从根本上改善患者体质，治疗这种子宫内膜癌根治术后尿潴留较之西医有明显优势，多可取得满意效果。

（何群琼）

胡陵静从肝胆脾论治胆囊癌经验总结

胆囊癌是胆道最常见的恶性肿瘤，可占胆道恶性肿瘤的60%～70%，恶性程度较高，一般确诊时多处于晚期阶段，常伴随周围组织及血管侵犯，或伴淋巴结转移，导致手术根治性切除机会降低，或术后容易复发，并且对放化疗均不敏感，长期生存率低，预后较差。中医药治疗胆囊癌可以减轻患者症状、提高生活质量、延长生存期，疗效显著。笔者有幸跟师，观胡师治疗胆囊癌疗效显著，颇有心得，兹将胡师治疗胆囊癌经验撷取如下。

一、病因病机

中医典籍中并无确切的“胆囊癌”病名，但在《灵枢·胀论》中最早有相关记载：“胆胀者，胁下痛胀，口中苦，善太息”，与胆囊癌临床症状极为相似。《症因脉治》对其病机也有描述：“肝胆主木，最喜条达，不得疏通，胆胀乃成”，指出肝失条达是胆胀的主要病机。《灵枢经脉》述：“胆足少阳之脉……是动则病：口苦，善太息，心胁痛，不能转侧”，将本病归属于足少阳胆经病。现代医家根据胆囊癌临床症状将其归属于“积聚”“胁痛”“黄疸”及“腹痛”等范畴。

历代医家对胆囊癌病因病机的认识也不尽相同。孙桂芝教授认为胆囊癌多因肝郁化火，灼津为痰，湿热蕴结，阻遏中焦，致使脾失健运，因而主张从肝脾论治，以和解法为主。赵远红认为胆癌病位虽在胆，实为肝气所主，脾胃首当其冲，病属本虚标实，因虚致实，病机以脾失健运，土壅木郁，浊瘀蕴结肝胆为主，“虚、浊、瘀”为主要启变要素。裴正学指出，胆囊癌初起肝气郁结、疏泄不利，逐步发展以致痰湿互结，湿热交蒸，瘀毒内阻，化为癥块，发为癌病。周仲瑛教授认为胆癌的基本病机为肝胆湿热瘀毒互结，气阴两伤，有时还兼夹肝胆疏泄失常、肝脾两伤、脾胃健运失常、肝胃不和甚或癌毒走注、气滞水停、正气亏虚等情况。

胡师认为，多种致病因素都可导致肝胆疏泄功能失司，致使肝郁气滞，癌毒内蕴于胆，最终发为胆癌。如可由情绪忧怒过极，导致肝气不舒，胆失和降，气血凝滞不通，积聚不散，结为癌肿；或因嗜食酒肉、肥甘厚味，过食辛辣刺激之物，痰湿由内而生，久郁积聚化热，湿热蕴结成毒，癌毒内蕴于胆而发病；或因先天禀赋不足、他病日久伤身，导致脏腑功能虚弱、脾胃运化失职，加之感受外邪，致使肝胆疏泄失常，胆液瘀热留滞不去，蕴于胆腑最终成瘤。因此，胆囊癌的主要病机为肝郁脾虚、湿热毒结。

二、治则及方药

1. 治胆必疏肝郁

《难经》云：“胆者，肝之腑。”《东医宝鉴》曰：“肝之余气，泄于胆，聚而成精。”胆与肝相连，附于肝之短叶间，且胆属足少阳经，肝属足厥阴经，两者相互属络，为表里之关系。同时，胆为六腑之首，又是奇恒之腑，主要功能是贮藏排泄胆汁和主决断。胡师认为治胆必从肝论，肝与胆密切相关。肝之精气化生胆汁，储于胆内，通过疏泄功能下注于肠以助消化。若情绪忧怒过度，肝郁气结，失于条达，则胆汁排泄受阻，日久淤积胆腑，化生有形之物，进而发为黄疸、结石、腹痛等病症，因此胆囊疾病的成因与肝胆疏泄失常密切相关。故治疗上多用疏肝解郁之法，常选柴胡疏肝散或逍遥散加减。柴胡疏肝散原方出自《医学统旨》，方论选录《谦斋医学讲稿》，方中柴胡重用为君，主入肝胆，疏肝解郁、调达肝气，香附、川芎合用疏肝理气、活血化瘀并止痛，共为臣药，枳壳、陈皮理气调中，白芍、甘草养血柔肝、缓急止痛，共奏疏肝解郁、行气止痛之功。逍遥散出自《太平惠民和剂局方》，方中柴胡疏肝解郁为君，白芍、当归滋阴养血柔肝为臣，茯苓、白术、炙甘草健脾益气，使气血生化有源，生姜温中和胃，薄荷疏肝清热，共奏疏肝健脾之功。胡师常用香附、郁金、柴胡、陈皮、枳壳等疏肝解郁药物，若肝郁气滞疼痛明显者，则加延胡索、川楝子、木香等行气止痛；若肝郁脾虚者，加用白术、茯苓、甘草健脾益气；恶心、呕吐者，加姜半夏、竹茹、柿蒂等和胃降逆。

2. 治胆必清湿热

《杂病源流犀烛·肿胀源流》指出："怒气伤肝，渐蚀其脾，脾虚之极，故阴阳不交……郁而为热，热留为湿，湿热相生，故其腹胀大"，明确指出湿热是导致肝胆疾病的病机。当代很多学者亦有相似观点，并主张以清热法治疗胆囊癌。有学者认为，瘀热搏结是胆囊癌术后患者主要的病机特点，治疗上采用清热活血法为主，配合疏利肝胆、利湿排毒。又有学者认为胆癌的发生多由湿热毒邪侵入肝胆，治疗注重清肝利胆通腑。

胡师认为胆癌与湿热病机密切相关，治疗注重清肝胆湿热，常用基础方茵陈蒿汤。茵陈蒿汤出自《伤寒论》，为治疗湿热黄疸之常用方，方中茵陈重用为君，因其最善清利湿热，利胆退黄；栀子清热燥湿、通利三焦为臣，引湿热从小便而去；大黄泻热通便，使热邪从下而出。三药合用，使湿热前后分消，郁热得下，则黄疸自退。常配以藤梨根、莪术、夏枯草、白花蛇舌草等解毒散结之品；若黄疸发热较重者，则加金钱草、虎杖、黄柏等加强清湿热力度，同时可配伍猪苓、茯苓、泽泻等甘淡渗湿之品以助湿热从小便而去；若寒热往来、胸胁苦满、呕吐烦热，少阳阳明合病者，联合大柴胡汤治疗，加用柴胡、黄芩和解少阳，枳实行气破结，半夏降逆止呕；若有口苦口干、大便秘结、腹部包块等热瘀互结者，则加连翘、滑石、车前草、桃仁、土鳖虫等泄热祛瘀，配伍天花粉、麦冬、玄参等养阴生津。

3. 治胆必健脾胃

胡师极其重视胆囊癌患者脾胃的养护。她认为化疗药物药性峻猛，乃攻伐之物，属于中医学毒药范畴，易损耗正气，伤于脾胃，对于胆囊癌化疗后脾胃受损严重以及胆囊癌晚期不思饮食者，补益脾胃尤为重要。李东垣称“脾胃为后天之本，气血生化之源，气机升降之枢”，张景岳认为“诸药入口，必先入胃而后行及诸经”，故临证用药时加用健脾益胃之品，既能改善患者饮食状况，又能促进药物吸收、发挥更好的疗效。现代亦有学者认为，胆病当从肝求治，通过辨证论治缓解痛、胀、疸、热等症状，再回归到健脾和胃的基础上，坚持微调平衡，达到人癌和平共处、抑瘤消积的目的。因此胡师常选用香砂六君子汤加减，本方出自清代《古今名医方论》柯韵伯方，为六君子汤加木香和砂仁组成。方中人参、白术、茯苓益气健脾养胃，陈皮、半夏、木香、砂仁化痰理气，兼甘草调和诸药，共奏益气健脾、行气化痰之效。胡师处方时还常佐以山药、山楂、麦芽、神曲、鸡内金等，健脾开胃消食，脾胃强则胆囊亦不逊。上述药物除健益脾胃外，多数还具有补气生血的作用，可提高人体免疫力，达到“扶正以祛邪”的目的。

（刘妹芹）

胡陵静运用治血四法论治膀胱癌血尿经验浅析

膀胱癌是泌尿系统最常见的恶性肿瘤，发病率有逐年上升的趋势，在我国居男性泌尿生殖系统恶性肿瘤发病率首位，是女性膀胱癌发病率（3.51/10 万）的 3.3 倍。无痛性肉眼血尿为膀胱癌的典型症状，血尿症状轻者可出现贫血、泌尿系统感染，重者出现急性大出血甚至危及生命，影响生活质量和生存时间。血管活性物质对膀胱癌血尿治疗往往效果不佳；外科手术有其严格的适应证，且存在创伤大、术后愈合缓慢等弊端；髂内动脉化疗栓塞治疗也存在术后栓塞综合征、神经损害、膀胱坏死等并发症，整体疗效并不乐观；而中医药治疗膀胱癌血尿具有一定的优势。笔者有幸随师侍诊，受益匪浅，兹将胡师运用治血四法论治膀胱癌血尿经验采撷如下。

一、病因病机与治则

中医学中并无膀胱癌血尿这一病名，根据其症状，可将其归属于“尿血”“溺血”“血淋”等范畴。《素问·气厥论》曰：“胞移热于膀胱，则癃溺血”，认为膀胱有热导致血尿；《金匮要略》曰：“热在下焦者，则尿血”，认为血尿的病位在下焦，病机主要因于热；《医学衷中参西录》曰：“中气虚弱，不能摄血，又兼命门相火衰弱，乏吸摄之力，以致肾脏不能封固，血随小便而流出也”，指出脾虚失摄，肾虚失于封藏导致血尿。胡师根据多年临床经验，认为此病病因可归结为外感湿热、情志失调、禀赋不足或劳伤久病四方面，因外感湿热秽浊之邪，热蕴膀胱，迫血而出；或郁怒伤肝，肝失疏泄，气郁化火，气火积于膀胱，热伤脉络；或先天禀赋不足，或劳伤过度，年老久病体虚，耗伤正气，中气亏虚，摄血无力；或肾虚不固，血失藏摄，或虚火内炽，灼伤脉络发为本病。胡师指出各种原因所导致的血尿，其主要病机可概括为火热熏灼、迫血妄行及气不摄血、血溢脉外，治疗上首当止血以治标，根据病因病机，配合清热利湿凉血、滋阴降火、补脾固肾、益气养血摄血以治本，并在不同阶段施以消瘀、宁血、补虚，以达到止血不留瘀的效果，使气血安宁，防止血复潮动。

二、治血四法

1. 辨因止血，急则治其标

胡师推崇唐氏“血之原委，不暇究治，惟以止血为第一要法”的思想，认为止血是治疗血证的第一要法，其重要性在于“所谓止血者，即谓此经未溢出，仍可复还之血，止之使不溢出，则存得一分血，便保得一分命”。胡师认为膀胱癌主要由于湿热久郁下焦，热毒郁结膀胱，瘀毒内结，日久脾肾两虚，形成湿、热、瘀、虚等病理因素，导致血热妄行或气不摄血出现血尿。血尿属消耗性疾病，长期慢性出血可导致贫血、营养不良，严重者急性大出血可致休克死亡，故胡师临床治疗血尿时，提出急以辨因止血治标，注重标本兼治，加强止血之功。对于血热妄行者，胡师临证多选用大蓟、小蓟、白茅根、见血清等凉血止血药，并配伍清热泻火、清热凉血之药；阴虚火旺、阴虚阳亢者，配伍滋阴降火、滋阴潜阳之药；瘀血内阻、血不循经者，喜用血余炭、茜草炭、蒲黄等化瘀止血药；虚寒性血尿，多用温经止血或收敛止血药，喜用仙鹤草、白芨、棕榈炭收敛止血，艾叶、炮姜温经止血，并配伍益气健脾、温阳之药。现代药理研究表明，小蓟、仙鹤草、茜草炭、艾叶等药均具有良好的止血作用。

2. 消瘀止血，血止不留瘀

《血证论·瘀血》云："凡系离经之血，与荣养周身之血，已睽绝而不合……此血在身，不能加于好血，而反阻新血之机化，故凡血证，总以去瘀为要。"胡师指出膀胱癌患者出血之后，离经之血未排出膀胱，在多种因素下可凝结为血块，既会妨碍新血的生长又会阻碍气血的正常运行，使得出血反复难止，甚至还会出现下腹部疼痛、尿痛等不适；另一方面，膀胱癌患者多下焦湿热蕴结或阴虚内热，热邪煎灼血液成块，或气虚无力推动血液运行也可致瘀；胡师还指出使用收敛止血药和凉血止血药，易凉遏恋邪，有止血留瘀之弊，因此治疗血尿过程中，强调止血药与活血化瘀药并用，使血止而不留瘀，瘀去而不出血，临证时喜用桃仁、红花、赤芍、川芎、三七、当归、乳香等药；偏气虚者，加黄芪、党参；偏实热者，加栀子、牡丹皮；偏湿热者，加黄芩、黄柏、车前子。此外，胡师强调，血小板减少或年老体虚者，临证当慎用三棱、莪术等破血之品，以防加重出血。

3. 宁血调气，从脏腑论治

止血、消瘀之后，需要防止再度引起出血，即《血证论》所谓"又恐血复潮动"。胡师认为膀胱癌后期，易相火妄动、血热妄行，且治疗前期止血、消瘀用药多峻猛，使气血失和，可能再度出血，当宁血防止血复潮动。所谓宁血，其含义有二，一是出血虽止，病势渐缓，仍须巩固治疗其本，使血得以安宁，免遭火热之邪灼迫；二是宁血亦是宁气，治血不治气，气终壅滞，而血不能返其故道。气为血之帅，血为气之母，气血互生互化，治血必须治气，胡师强调治血中期应气血兼治，应宁血与调气并重，针对气血不宁、冲气上逆之证，胡师首辨病位，主张从脏腑论治，然宁气一法需审慎求因，根据不同情况分别予以清气、降气、行气等。胡师认为本病病位在肾与膀胱，当从肾与膀胱论治，膀胱癌出血日久，阴血亏耗、虚火内灼，致气机壅滞、血液不宁，故当行气宁血平冲，临证喜用四磨汤安肾行气，方中沉香入肾经可摄纳肾中浮阳，乌药能行膀胱肾间之气而治冲；常选知柏地黄汤滋阴益髓降火以宁血平冲，并加川牛膝、王不留行引血下行。

4. 培补脾肾，邪尽后扶正

《血证论》指出："去血既多，阴无有不虚矣，阴者阳之守，阴虚则阳无所附，久且阳随而亡，故又以补虚为收功之法""邪之所凑，其正必虚。不独补法是顾虚，即止血消瘀，用攻治法，亦恐其久而致虚，故亟攻之使邪速去，以免其致虚耳"。胡师认为血尿日久，气随血脱，阳随阴消，离经之血既已走泄，有去无回，初则伤阴，久病伤阳，且祛瘀攻治，久之易伤正；此外，前期止血、消瘀药易攻伐正气，致五脏气血阴阳亏损，因脾肾为先后天之本，故脾肾亏虚者为多。因此，胡师主张血尿后期以培补脾肾为主，当审证求因，辨证补虚，脾气虚者方用自拟补脾汤加减，常用黄芪、党参、人参、茯苓、白术、陈皮、甘草等补脾益气；脾血虚者选用四物汤或归脾汤补血并宁血；肾阴虚火旺者喜用自拟滋阴止血汤，常用熟地、山药、女贞子、知母、黄柏、小蓟、仙鹤草、血余炭等滋阴清热降火；肾阳虚者多用肉桂、炮附子、菟丝子、山茱萸、肉苁蓉等温阳化气。胡师强调，若血证后期仍有出血，邪未尽除，切勿补虚，以免闭邪留寇，致病情迁延不愈。

三、体会

无痛血尿是膀胱癌常见症状之一，现代医学治疗整体疗效并不乐观，而中医药可根据个体化特点而辨证施治，临床疗效较显著，且毒副作用小。胡师对《血证论》治血四法进行拓展运用，认为膀胱癌血尿患者应急以止血治标，同时搭配消瘀药活血化瘀，使止血不留瘀，中后期注重宁血调气、培补脾肾加强止血之功，临床疗效颇为满意，值得临床借鉴与探索。

（杨丽）

胡陵静采用中药内服联合外治法防治化疗相关性恶心呕吐经验

化疗目前是治疗恶性肿瘤的常用手段之一，但治疗过程中往往出现免疫功能下降、骨髓抑制、炎性反应及胃肠道反应等，化疗相关性恶心呕吐（CINV）是最常见的不良反应，其发生率高达75%以上。这不仅会影响患者的生活质量、降低患者的依从性，严重呕吐者还可致水电解质失衡、代谢性碱中毒或脱水休克等，导致化疗无法顺利进行，降低了治疗效果，使肿瘤控制不理想。在我国，恶心、呕吐的预防和治疗以 5-HT3 受体拮抗剂联合地塞米松作为主流方案，但 30% 的恶心、呕吐仍未获得满意控制，且不良反应较多，如便秘及腹胀等。中医通过辨证论治内服中药联合中医外治法可明显改善化疗后恶心、呕吐症状，且不良反应少，疗效满意，可改善患者生活质量，延长生存时间。笔者有幸跟随胡师侍诊，受益匪浅，兹将胡师联合运用内外疗法防治化疗后恶心呕吐经验采撷如下。

一、审察病因病机，精准辨证论治

祖国医学中没有对 CINV 的相关记载，根据患者临床症状，可归属于“呕吐”等范畴。《圣济总录・呕吐门》云：“呕吐者，胃气上而不下也。”胡师认为，邪毒客胃、情志失调、脾胃虚耗是 CINV 的主要病因，其基本病机不外乎胃失和降、胃气上逆，当以降逆和胃止呕为基本治则。

1. 邪毒客胃，戕害中阳

《素问·举痛论》云："寒气客于肠胃，厥逆上出，故痛而呕也。"化疗药物对机体毒副作用大且多，中医视为"药毒""邪毒"等，胡师通过长期临床观察发现，部分患者在化疗期间或化疗后突然出现呕吐，呕出清水痰涎或未消化饮食，频频泛恶，畏寒怕冷，胸脘满闷等表现，因此胡师结合既往研究，认为化疗药物多属苦寒败胃之品，易损耗中阳，用之则戕害胃气，使胃之受纳腐熟功能受损，气机逆乱，则湿浊痰邪停留于胃腑，导致呕吐不止。对于此类证型，胡师常治以疏邪解毒、化浊和中，喜用藿香正气散加减化裁，藿香、苏梗解表化浊、和胃止呕；半夏、生姜降逆止呕；厚朴、白蔻仁理气降逆、祛湿和胃；加用山慈菇、夏枯草化湿解毒。若兼气机阻滞，脘闷腹胀者，可酌加木香、枳壳行气消胀。

2. 情志失调，肝气犯胃

《景岳全书·呕吐》载："气逆作呕者，多因郁怒，致动肝气，胃受肝邪，所以作呕。"胡师认为肿瘤患者长期受疾病困扰，多忧思、抑郁、苦恼，致肝失条达，横逆犯胃，或气郁化火，气机上逆而致呕吐；或忧思伤脾，脾失健运，食停难化，胃失和降，亦致呕吐；或因化疗所致的恐惧心理，引起气机运行逆乱，胃气当降不降，出现呕吐。此类患者临床上多表现为呕吐酸水，或干呕泛恶，嗳气频频，胸胁胀满，随情志变化加重或缓解。胡师常治以疏肝和胃、降逆止呕，方用四七汤或柴胡疏肝散加减化裁，用苏梗、香附疏肝解郁、理气和胃；吴茱萸、黄连辛开苦降、泻肝清胃；尤喜用佛手、香附加强疏肝解郁、和中止呕之功。若遇呕吐苦水甚或黄绿水者，则为胆热犯胃所致，加黄连、吴茱萸、连翘等清泻肝胆之火。

3. 久病体虚，脾胃亏损

《古今医统大全·呕吐哕门》云："久病而吐者，胃虚不纳谷也。"肿瘤疾病病程长，属消耗性疾病，加之化疗药物毒副作用大，易损耗人体正气，使脾胃亏虚，或本就先天禀赋薄弱，脾胃素虚，中阳不振，纳运失常，胃气不降则吐；或化疗药物耗伤气阴，胃失润降，不能承受水谷，亦可发生呕吐。胡师临证发现，脾胃虚寒者多表现为呕吐不消化食物，时发时止，食入难化，倦怠乏力等，常治以温中健脾、和胃降逆，方用香砂六君子汤加减化裁，用党参、白术益气健脾，干姜、吴茱萸温中和胃，半夏、砂仁和胃理气、降逆止吐；若遇阳虚水饮内停，呕吐清水，胃脘冷胀者，加附子、川椒、桂枝等温阳化饮、降逆止呕。胃阴不足者表现为呕吐反复发作，多为干呕，呕吐物较少，知饥不食，胃脘嘈杂，口干舌燥等，胡师治以滋养胃阴、降逆止呕，喜用麦门冬汤加减化裁，用北沙参、麦冬、石斛、乌梅养阴生津，太子参、甘草益气和胃；若呕吐较甚者，可酌加竹茹、橘皮和降胃气。

二、中医综合外治法，体现简、便、效、廉

中医外治法是在辨证论治指导下使用药物或物理手段作用于体表相应部位，通过肌肤渗透、刺激、吸收等发生作用，对人体脏腑、经络、气血进行整体调节，对于化疗所致严重恶心呕吐患者尤为适合，临床整体疗效较好。胡师总结多年临床经验，采用自拟止吐贴穴位敷贴联合隔姜灸治疗化疗后恶心、呕吐，临床疗效显著，形成了特色鲜明的中医外治二联疗法防治恶性肿瘤及其放化疗后副反应的诊疗方案。

1. 止吐贴穴位敷贴

中药穴位敷贴以经络和穴位为载体及通道，使药物直接作用于相关脏器。中药渗透至经络和穴位后，由于经络和穴位对药物的外敏性和放大效应，可达到叠加放大的效果。现代研究证明，某些中药能刺激穴位，使局部的温度增高，毛细血管扩张，有利于中药成分进入淋巴液、血液而发挥其药理作用。

胡师自制止吐贴（由重庆市中医院药剂科制作），该贴由《金匮要略》小半夏汤合《证因脉治》丁香柿蒂汤加减组方，以姜半夏、丁香、柿蒂、白术、生姜等药为主要成分，其中姜半夏为君药，具有温中降逆止吐之效；丁香温中止呃，柿蒂专止呃逆，同为臣药；佐以白术健脾益气，生姜为使药，具有温肺止咳、温中止呕、解表散寒等作用。目前研究显示，半夏中所含的生物碱、水溶性有机酸类成分以及半夏蛋白、多糖都具有止呕的活性，且半夏生物碱对化疗性呕吐有一定的防治作用；而丁香的主要成分丁香酚具有芳香挥发的疗效，可促进药物的透皮吸收效果，使中药发挥治疗相应的治疗作用，对化疗引起的恶心呕吐起到了很好的作用；现代药理学发现生姜能阻断5-羟色胺受体、乙酰胆碱受体，可通过抗炎、抗利尿激素释放等多种途径发挥止吐作用。

2. 隔姜灸

隔姜灸可借助艾灸产生的热力将生姜与艾叶的药效透过皮肤，作用于交感神经和副交感神经系统，起到活络，促进人体的神经、体液调节的作用，使胃肠道蠕动减慢，从而起到镇吐功效。生姜与艾叶均为辛温药物。生姜归脾、肺、胃经，能温中和胃止呕，有“呕家圣药”之称，现代药理研究发现生姜中的姜酚类及姜酚类化合物通过减少刺激呕吐中枢相关神经递质的释放起到止呕的作用，可以用于治疗化疗、手术、怀孕等造成的恶心呕吐。艾叶“通十二经、走三阴、理气血、除寒湿、透诸经而除百病”，性味苦，微温，主要成分是纤维质、蛋白质、钾、纳、镁等离子，有通经活络、理气驱寒的功效。大量临床和实验研究证实，隔姜灸具有改善血液循环、调整代谢紊乱、调节免疫功能及脏腑功能等作用，临床治疗恶心、呕吐疗效较为满意。此法操作简便、经济、安全、无副作用、易被患者接受，能在临床推广。

胡师将中医外治二联疗法用于治疗 CINV 时，认为先使用隔姜灸，再用止吐贴穴位敷贴临床治疗效果更佳，隔姜灸治疗时间短，可利用隔姜灸温热度使局部皮肤毛孔打开、毛细血管通透性增大，便于止吐贴药效吸收，可有效提高临床疗效。胡师通过辨证选穴，认为邪毒客胃、痰湿内生者，取神阙、公孙、丰隆、涌泉、内关等穴化浊利湿、降逆止呕；肝胃不和者，取内庭、肝俞、胃俞、太冲、期门等穴泻肝清胃、降逆止呕；脾胃亏虚者，取脾俞、足三里、关元、中脘、天枢等穴健脾和胃、降逆止吐；胃阴不足者，取内关、胃俞、三阴交、中脘、内庭等穴养阴和胃、降逆止吐。

三、体会

目前抗呕吐的西医药物种类繁多，但并不能完全缓解症状，且不良反应多，因此探求一种高效、经济、便捷的治疗方法对临床意义重大。胡师采用内治法联合外治法治疗化疗相关性呕吐，既可提高止吐效果，又能够减少或避免西医止吐药物的不良反应，改善患者生活质量，提高化疗依从性。本技术实用性强、中医特色突出，操作简便，疗效更优，易于临床推广应用。

（杨丽）

胡陵静自拟抗脑瘤汤治疗脑胶质瘤术后的经验浅析

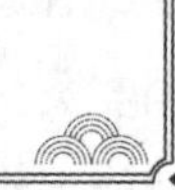

脑胶质瘤在颅内原发性恶性肿瘤中占50%~60%，并且发病率有逐年上升的趋势。其生长特点多呈浸润性生长，且颅内解剖极其复杂，临床手术很难完全根除。临床上具有难治性、高复发性、高致死性的特点。大部分患者术后仍需继续治疗，目前多采用放疗、化疗、免疫治疗、靶向治疗及光动力疗法等手段，上述治疗方式存在很多局限性，临床效果并不理想，故探求中西医结合治疗成为学术界的研究热点。胡师从事中西医结合治疗肿瘤临床工作30余年，对脑胶质瘤术后治疗有其独特的经验，笔者现将胡师自拟抗脑瘤汤治疗脑胶质瘤术后的经验整理如下。

一、祖国医学认识

脑胶质瘤在祖国医学古代文献中没有明确记载，但根据脑胶质瘤的临床症状，可将其归属于祖国医学“头痛”“中风”“癫痫”“眩晕”等范畴，总的来说属于脑病。《中藏经》中记载：“头目久痛，卒视不明者，死”，描述了因脑瘤所致慢性头痛，继而失明，预后不佳的具体症状。《灵枢·九针论》中记载：“四时八风之客于经络之中，为瘤病者也”，提示了脑瘤与风邪的相关性。《素问·至真要大论》：“头项囟顶，脑户中痛，目如脱”，描述了脑瘤患者头项、癫顶、脑户部疼痛不适，两目胀突，如将脱出。

二、病因病机

胡师依据自身临床经验提出脑胶质瘤病位虽然在脑，但与脾、肾等脏腑有关，痰、瘀、毒、虚为其主要的病理因素。饮食失宜，脾胃受损，运化失常，痰湿内生，致使清阳不升，浊阴不降，清窍痹阻，痰瘀相结。《景岳全书》曰："百病皆因痰作祟。"《丹溪心法》曰："凡人身上中下有块者多是痰……痰之为物，随气升降，无处不到。"痰浊为病，易上扰清窍，阻滞头部经脉，发为脑瘤。《医林改错》记载："结块者，必有形之血也……诸病之因，皆由血瘀。"《医学正传》曰："积者迹也，挟痰血以成形迹，亦郁积至久之谓。"脑胶质瘤患者疼痛多固定，可见瘀血是重要的致病因素。痰浊和瘀血既是致病因素，亦是病理产物，相互作用，相互影响。因肾主骨，骨生髓，髓通于脑海，如《灵枢·海论》指出："脑为髓之海，其输上在于其盖，下在风府髓海有余，则轻劲多力，自过其度；髓海不足，则脑转耳鸣，胫酸眩冒，目无所见，懈怠安卧。"由于先天不足或年老体弱致肾脏亏虚，脑失所养，诸邪乘虚而入，脑部清阳之气失用，津液输布不利，加之瘀血与顽痰互结酿毒，积于脑部，发为肿瘤。故本病属本虚标实，主要病机为肾精亏虚，痰瘀毒结。

三、辨证施治

胡师认为，脑胶质瘤的基本病机为肾精亏虚，痰瘀毒结；治宜滋补肾精、化痰活血、抗癌散结，予自拟抗脑瘤汤治疗。主要药物组成如下：胆南星 15 g，法半夏 15 g，枳实 10 g，茯苓 10 g，陈皮 15 g，竹茹 10 g，石菖蒲 15 g，赤芍 3 g，川芎 3 g，莪术 15 g，熟地黄 15 g，山茱萸 15 g，山药 15 g，红豆杉 3 g，白花蛇舌草 30 g，甘草 6 g。方中重用胆南星、法半夏燥湿化痰，消肿散结，桃仁、莪术活血化瘀，茯苓、甘草健脾养心，川芎、赤芍活血止痛，竹茹清燥开郁，枳实破痰利膈，石菖蒲开窍化浊，熟地黄、山茱萸滋肾填精，山药补脾固精，红豆杉、白花蛇舌草清热抗癌。胡师治疗本病时强调胆南星、川芎、石菖蒲三药的配伍使用。胆南星多用于治疗各种痰热病症，对于肺癌、肝癌、脑癌等恶性肿瘤也有较好的疗效，有清热化痰、散结消肿抑癌之功效。川芎性升散，为“血中之气药”，活血行瘀，能引药上行，现代药理研究表明该药能透过血脑屏障，治疗颅内肿瘤常用此药。石菖蒲芳香走窜，具有醒脑开窍之功效。胡师认为芳香之品亦能引药上行。现代研究报道石菖蒲可调节血脑屏障通透性，使药物成分直达脑络。随症加减：头痛剧烈者，加用延胡索止痛；眩晕明显者，加红花、丹参改善大脑血液循环；颅内水肿明显者，加用牵牛子、猪苓、泽泻利水渗湿；半身不遂者，可用木瓜、桑枝舒筋活络、通利关节；乏力者，加黄芪、党参益气扶正；食欲不振者，加麦芽、神曲健脾消食。

四、选方释疑

自拟抗脑瘤汤由涤痰汤、通窍活血汤及六味地黄汤加减而来，涤痰汤出自明代医家王肯堂《证治准绳》“治中风痰迷心窍，舌强不能言”。现代药理学研究发现，涤痰汤能通过调节血脑屏障、抑制炎症反应、改善血管再生等方式改善脑缺血症状。通窍活血汤出自清代医家王清任《医林改错》“治头发脱落、糟鼻子、耳聋年久、白癜风、紫癫风、紫印脸、青记脸如墨、牙疳、出气臭、妇人干劳、男子劳病、交节病作、小儿疳症”。现代研究报道，通窍活血汤具有活血化瘀、缓解脑水肿、改善脑循环等作用。六味地黄汤出自宋代太医钱乙所著《小儿药证直诀》，本用于治疗小儿发育五迟，后人多用于滋补肾阴。曲靖等认为六味地黄汤能调节免疫、改善肿瘤所引起的免疫功能低下、保护神经等。胡师认为中医既要传承经典，又不可拘泥于古人，涤痰汤原方主治中风，通窍活血汤主治瘀血阻滞头面，六味地黄汤主治肾阴不足，均未提及脑瘤，但只要辨证正确，抓住病机，便能扩大临床应用范围，均可取得良效。

五、体会

脑胶质瘤是发生于脑神经外胚层的肿瘤，肿瘤压迫或损害神经系统时可出现头痛、呕吐，甚至影响肢体运动。现代医学治疗脑胶质瘤目前仍以手术切除及同步放化疗为主要治疗方式，但由于其侵袭性极强，尽管有多种手术方式可供选择，但均无法做到对病灶的完全切除，故而存在高复发率。胡师认为脑胶质瘤的基本病机为肾精亏虚、痰瘀毒结，初期多属实证，以痰瘀互结、癌毒内蕴为主，后期多伴肾阴亏虚。临床治以滋补肾精、化痰活血、抗癌散结，随症加减治疗脑胶质瘤术后，切中病因病机，疗效显著。

（段彤）